# Gesundheits-Muskeltraining (GMT)

Klaus Zimmermann



Wenn Du heute keine Zeit für Deinen Körper hast,
wirst Du morgen keinen Körper für Deine Zeit haben!

**Danksagung:**

Der Autor bedankt sich ganz besonders bei seiner Frau, Julianna Zimmermann, und seinem Sohn, Heiko Zimmermann, die als Modells zur Verfügung standen und durch ihre Unterstützung maßgeblich zum Gelingen des Buches beitrugen.

# Gesundheits-Muskeltraining

## GMT

Praxishandbuch

Klaus Zimmermann

2., verbesserte Auflage

MOBILISIEREN

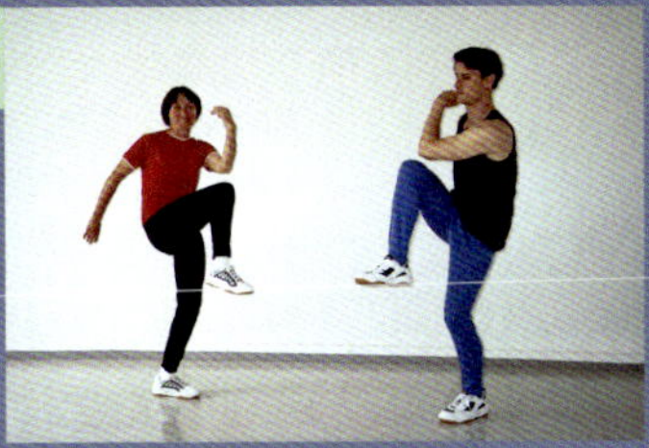

KRÄFTIGEN

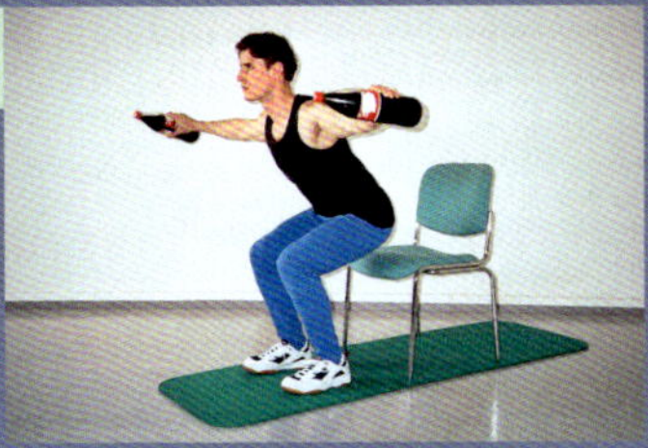

DEHNEN

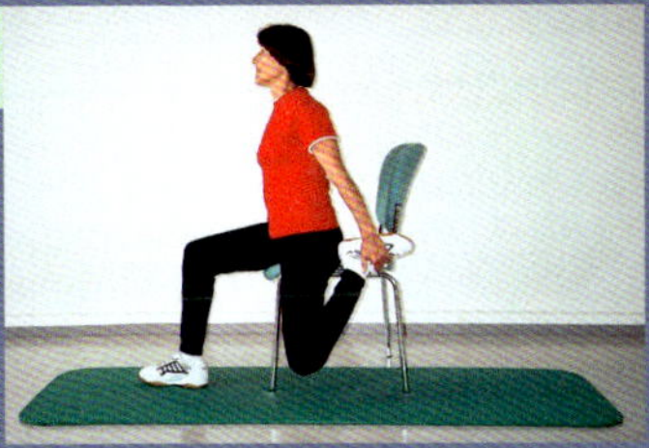

ENTSPANNEN

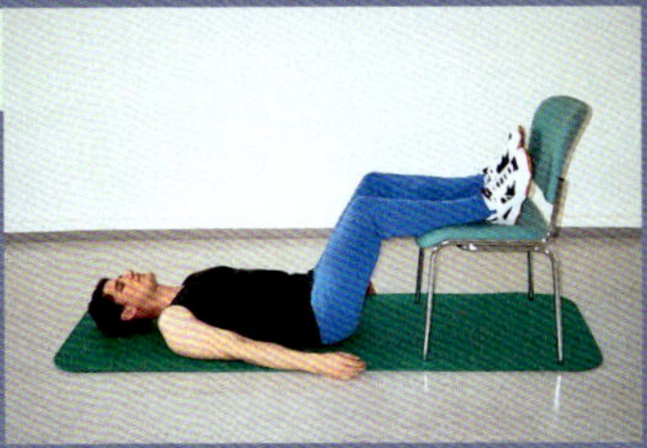

Effekte,
Trainingsgestaltung,
Übungen und
Übungsprogramme

wissenschaftlich
begründet
und praxisbewährt

hofmann.

**Bibliografische Information der Deutschen Nationalbibliothek**

Die Deutsche Nationalbibliothek verzeichnet diese Publikation in der Deutschen Nationalbibliografie; detaillierte bibliografische Daten sind im Internet über http://dnb.d-nb.de abrufbar.

Bestellnummer 6042



2., verbesserte Auflage 2009

www.hofmann-verlag.de



Fotos:
Dr. Klaus Zimmermann

Gesamtherstellung: AALEXX Buchproduktion GmbH, 30938 Großburgwedel

Printed in Germany · ISBN 978-3-7780-6042-1

# Inhaltsverzeichnis

# 1 Gesundheits-Muskeltraining (GMT) – was ist das?

Zunächst soll das GMT näher gekennzeichnet und damit seine Unterschiede zu anderen Formen des Bewegungs- bzw. Muskeltrainings herausgearbeitet werden. Dem dienen die nachfolgenden grundlegenden Bestimmungsaspekte.

## 1.1 Zielbereich und Zielgruppen

Das GMT ist dem *Bereich der Primärprävention* zuzuordnen. D. h., es stellt eine Trainingsform dar, die in die präventiven Maßnahmen einzuordnen ist, die vor dem Eintreten einer klinisch nachweisbaren Krankheit getroffen werden. Oder anders gesagt, es dient der Stärkung persönlicher Gesundheitsressourcen (Gesundheitsförderung) bzw. der Verhütung wie auch gesundheitsprotektiven Beeinflussung bereits bestehender Risikofaktoren (Krankheitsvorbeugung).

Damit ist das GMT abzugrenzen von den Formen des Muskeltrainings, die im Rahmen der Therapie bzw. Rehabilitation zur Anwendung kommen. Diese sind krankheits- bzw. schadensorientiert. Sie sollen entweder das Fortschreiten bzw. die Chronifizierung einer Erkrankung verhindern und die Gesundheit wiederherstellen (Therapie) oder eine bleibende bzw. langfristige Behinderung vermindern bzw. kompensieren (Rehabilitation).

Die *Zielgruppen,* auf die das GMT ausgerichtet ist, sind demzufolge die *Gesunden,* aber auch die durch das Vorhandensein von bestimmten Risikofaktoren – wie beispielsweise Distress, Haltungsschwächen, leichtes Übergewicht, milder Bluthochdruck – *Gesundheitsgefährdeten* sowie die nach überstandener Krankheit bzw. Verletzung *„Wiedergesunden"*.

Unabhängig ist der Einsatz des GMT von Alter, Geschlecht und sportlicher Vorerfahrung. Sofern keine klinisch manifeste Krankheit oder Schädigung vorliegt, ist das Training für jedermann geeignet.

## 1.2 Zielstellungen und Zielerreichung

Die *globale Zielstellung* des GMT besteht in der

- Förderung bzw. Festigung von Gesundheit, Wohlbefinden und allgemeiner psychophysischer Leistungsfähigkeit,
- Vermeidung von vor allem mit dem Bewegungsmangel im Zusammenhang stehenden Krankheiten bzw. Schädigungen sowie
- Hinausschiebung der gesundheitsbeeinträchtigenden Auswirkungen des Alterungsprozesses.

Im *engeren Sinne* zielt das GMT vorrangig ab auf

- eine aus gesundheitlicher Sicht optimale Ausprägung der *Gesamt*körpermuskulatur im Wachstums- und frühen Erwachsenenalter (schonende Anpassungsoptimierung),
- deren längerfristige Stabilisierung in den sich daran anschließenden fortschreitenden Lebensperioden (Anpassungsstabilisierung) sowie
- eine merkliche Verzögerung muskulärer Leistungs- und Funktionseinbußen im höheren Lebensalter (Deadaptationsminimierung).

Das GMT ist nicht unmittelbar ausgerichtet auf die Erhöhung eines spezifischen sportlichen Leistungszustandes und auch nicht auf die überdimensionale Ausprägung der Muskulatur bzw. der Muskelkraft wie dies beispielsweise im Bodybuilding bzw. Powerlifting angestrebt wird. Vielmehr geht es um die volle Entfaltung und Aufrechterhaltung der in der Evolution angelegten Funktionseigenschaften der Muskulatur, die ihrerseits Voraussetzung für Gesundheitsstabilität und uneingeschränkte motorische Alltagsbewältigung sind.

Die Wirkungen des GMT dürfen sich dabei nicht allein auf die Funktionsoptimierung der Gesamtkörpermuskulatur beschränken, sondern müssen im Sinne ganzheitlicher Prävention über die Einflussnahme auf weitere Organ- bzw. Funktionssysteme (u. a. passiver Halte- und Bewegungsapparat, Herz-Kreislaufsystem, Stoffwechselsystem, Nervensystem und Psyche) mehr oder weniger den gesamten Organismus erfassen.

Zur *Sicherung seiner Zielstellungen* bedarf das GMT einer eigenständigen, spezifisch ausgerichteten inhaltlich-methodischen Gestaltung, in deren Mittelpunkt die Muskelkräftigung und die Muskeldehnung stehen (vgl. Abschnitte 3 und 4).

Wesentlicher Ausgangspunkt für die Trainingsgestaltung muss dabei die Gewährleistung einer *optimierten Aufwand-Nutzen-Relation* sein. D. h., das GMT sollte so angelegt sein, dass die angestrebte hohe gesundheitliche Wirkungsbreite

- mit einem möglichst geringen zeitlichen, gerätemäßigen, räumlichen und finanziellen Aufwand und
- bei möglichst schonender organischer Beanspruchung gewährleistet wird.

Nur dadurch sind zugleich die Bedingungen dafür zu schaffen, dass das GMT zu einem lebensintegrierten Bestandteil des Alltags werden kann, was wiederum Voraussetzung für die Zielerreichung ist.

# 2 GMT – Luxus oder Notwendigkeit?

## 2.1 Zur gesundheitlichen Bedeutung der Muskulatur und zu muskulären Veränderungen im Lebensverlauf

Eine voll funktionsfähige Gesamtkörpermuskulatur ist eine wesentliche Voraussetzung für eine stabile Gesundheit, ausreichendes Leistungsvermögen und Wohlbefinden. Die über 400 Skelettmuskeln des Menschen machen beim gesunden jungen Mann 40 bis 50 Prozent und bei der Frau 25 bis 35 Prozent des Körpergewichts aus. Erst mit ihrer Hilfe wird es möglich, Körperbewegungen auszuführen bzw. bestimmte Körperhaltungen aufrechtzuerhalten. Durch die Muskulatur werden bei körperlicher Belastung über 80 Prozent des Blutvolumens und Stoffwechsels in Anspruch genommen. Etwa 60 Prozent des Nervensystems leiten und kontrollieren die Tätigkeit der Muskeln. Die Skelettmuskulatur ist auch Hauptproduzent der lebensnotwendigen Körperwärme. Als Muskelpumpe unterstützt sie in den unteren Extremitäten den venösen Blutrückfluss und entlastet dadurch das Herz. *Es gibt keine Funktion des Organismus, die vollkommen unabhängig vom Muskelsystem ist. Deshalb ist es nicht unberechtigt zu sagen, der „Mensch ist so gesund und vital wie seine Muskulatur".*

Die Notwendigkeit des Muskeltrainings wird vor allem durch die altersspezifischen Veränderungen der Muskulatur unterstrichen. Beim Menschen tritt unter normalen Lebensbedingungen bereits nach dem zweiten bis dritten Lebensjahrzehnt eine nicht unerhebliche Reduzierung der muskulären Leistungsfähigkeit ein. Es kommt zwischen dem 20. und 70. Lebensjahr zu einer Abnahme der Muskelmasse, Muskelkraft und -kraftausdauer um etwa 30 bis 40 Prozent. Auch die Muskeldehnfähigkeit verringert sich mit zunehmendem Alter, was zu erheblichen Einbußen an Gelenkbeweglichkeit führt.

Diesen gesundheits- und leistungseinschränkenden Veränderungen kann mit Hilfe des GMT entgegengewirkt werden. *Es gilt heute als unumstritten, dass die Muskulatur bis ins hohe Lebensalter – bis über das siebente Lebensjahrzehnt hinaus! – trainierbar ist und damit auf leistungsfähigem Niveau gehalten werden kann.*

## 2.2 Effekte des GMT

*Die einzelnen Wirkungen des GMT gehen weit über die Muskulatur hinaus und betreffen u. a. auch den passiven Halte- und Bewegungsapparat, den Stoffwechsel, die Herz-Kreislauffunktion sowie das Nervensystem und die Psyche* (vgl. Abb. 1). Wesentliche Effekte seien nachfolgend kurz dargestellt.

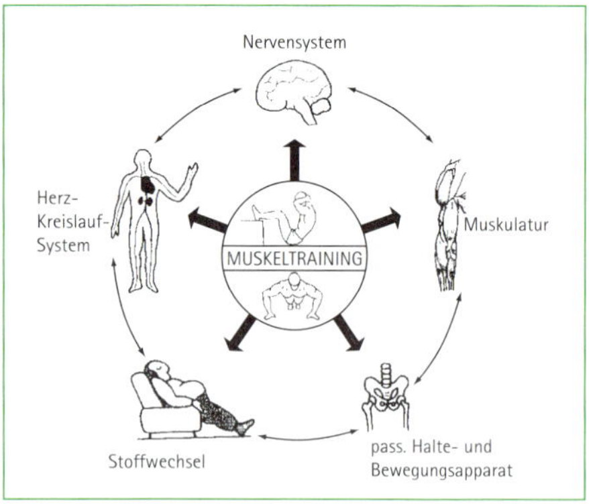


**Abb. 1:** Wirkungen des GMT

## 1. Erhalt von Muskelmasse und muskulärem Leistungsvermögen

Ohne Muskelkrafttraining verliert der Mensch – wie bereits erwähnt – im Verlaufe des Lebens über ein Drittel seiner Gesamtkörpermuskelmasse, Kraft und Kraftausdauer. Es kommt zur Querschnittsabnahme und zum Verlust von Muskelfasern, zur Verringerung der Kraftbildung und zur schnelleren Ermüdung der Muskulatur. Wie Untersuchungen zeigen, verfügen dagegen regelmäßig Krafttrainierende – im Gegensatz zu Ausdauertrainierenden – im Alter von etwa 70 Jahren über annähernd die gleiche Muskelmasse und muskuläre Leistungsfähigkeit wie Untrainierte mit 30 Jahren. Durch das GMT kann man demnach, zumindest was die Muskulatur angeht, gewissermaßen „40 Jahre 30 bleiben". Die Trainierbarkeit der Muskulatur bleibt bis ins Seniorenalter erhalten.

## 2. Förderung von Bewegungsmobilität

Der durch das GMT bis ins hohe Alter mögliche Erhalt von Muskelmasse und Muskelleistungsfähigkeit fördert zugleich die Alltagsmobilität und Bewegungssicherheit. Untersuchungen belegen, dass beispielsweise die Kraftsteigerung der Beinmuskulatur im Alter zur Erhöhung der Geh- bzw. Treppensteiggeschwindigkeit sowie zur Verbesserung von Gleichgewichtsfähigkeit führt. Zugleich wird dadurch die Sturzgefahr und das damit verbundene Verletzungsrisiko (u. a. Knochenbruchgefahr) wesentlich vermindert.

Das GMT schafft zudem wesentliche Voraussetzungen, um körperlich anspruchsvolleren Hobbys wie Gärtnern, Wandern, Radfahren, Schwimmen, Tennis, Surfen, Skifahren oder Golf auch im zunehmenden Alter uneingeschränkt nachgehen zu können.

## 3. Stabilisierung von Körperhaltung

Das GMT wirkt sich zudem haltungsfördernd aus. Die Muskulatur ist der Stabilisator der Körperhaltung. Durch eine ausgewogene Ausprägung der Gesamtkörpermuskulatur kann wirksam Haltungsschwächen, -fehlern und -schäden, die zunehmend bereits im Kindes- und Jugendalter ihren Anfang nehmen, vorgebeugt werden. So ist beispielsweise der Haltungsfehler „Hohlkreuz" vor allem durch eine Abschwächung der Bauch-, Gesäß- und hinteren Oberschenkelmuskulatur sowie einer Verkürzung der Hüftbeugemuskulatur und tiefen Rückenstrecker im lumbalen Bereich bedingt. Das GMT kann diese Muskelschwächen bzw. -verkürzungen verhindern oder beseitigen und damit die korrekte Körperhaltung wahren bzw. wiederherstellen helfen.

## 4. Funktionssicherung von Gelenken und Wirbelsäule

Je besser die trainingsbedingte Ausprägung und Funktionsfähigkeit der Muskulatur, desto wirksamer kann sie Gelenke und Wirbelsäule sichern, entlasten und schützen. Beispielsweise werden beim Treppensteigen abwärts bzw. beim Aussteigen aus Bus oder Bahn die Gelenke der unteren Extremitäten und Wirbelsäule mit dem Mehrfachen des Körpergewichtes belastet. Gleichzeitig konnte nachgewiesen werden, dass eine kräftige Gelenk- und Wirbelsäulenmuskulatur diese Belastungen „abpuffert" und so um etwa 50 Prozent reduziert. Dadurch kann wirksam dem Verschleiß von Gelenken und Wirbelsäule vorgebeugt werden. Selbst bei bereits geschädigten Gelenk- und Wirbelsäulenstrukturen ist durch das Auftrainieren der Muskulatur eine wesentliche Verminderung der Beschwerden (z. B. Knie- bzw. Rückenschmerzen) erreichbar. Hinzu kommt, dass das GMT auch positive Anpassungen bei Sehnen, Bändern und Knorpel (u. a. Dickenzunahme und damit verbundene Festigkeitserhöhung) hervorruft, die gleichfalls durch ihren gelenksichernden bzw. -schützenden Einfluss zum Erhalt der Funktionsfähigkeit und Belastbarkeit von Gelenken und Wirbelsäule beitragen.

## 5. Schutz vor Osteoporose

In zahlreichen Untersuchungen konnte in verschiedenen Körperregionen ein Zusammenhang zwischen Muskelmasse und -kraft einerseits und Knochenmasse andererseits festgestellt werden. Danach besitzen Personen mit der höheren Muskelmasse und -kraft auch die höhere Knochenmasse. Das GMT kann demzufolge nicht nur Muskelmasse und -kraft sondern auch Knochenmasse aufbauen. Dies belegen beispielsweise Studien, die bei regelmäßig Muskeltraining betreibenden höhere Knochenmassewerte als bei gleichaltrigen Untrainierten oder Ausdauertrainierten nachweisen. Durch die beim GMT auftretenden Druck- und Zugbelastungen des Knochens kommt es zur Dickenzunahme der Knochenrinde und Erhöhung der Knochendichte. Damit verbunden ist eine erhöhte Knochenfestigkeit und verringerte Bruchgefahr. Das GMT kann dadurch dem oftmals im Alter auftretenden Knochenschwund (Altersosteoporose) und dem daraus resultierenden erhöhten Knochenbruchrisiko (z. B. Oberschenkelhalsfrakturen) entgegenwirken.

## 6. Vorbeugung von Übergewicht und Stoffwechselerkrankungen

Die Muskulatur ist neben der Leber das größte und wichtigste Stoffwechselorgan des Menschen. Sie ist der Ofen des Körpers, in dem die Kalorien verbrannt werden. Kommt es im Verlauf des Lebens zur Abnahme von Muskelmasse und Muskelaktivität, werden täglich weniger Kalorien verbraucht, was dem Übergewicht Vorschub leistet. Das GMT kann dagegen den Ofen der Kalorienverbrennung anheizen. Zum einen geschieht das durch den Aufbau von Muskelmasse, wodurch sogar in Ruhe (z. B. beim Schlafen) mehr Kalorien verwertet werden. Zum anderen wird beim GMT selbst durch die intensive Beanspruchung der Muskulatur der Kalorienverbrauch auf das Drei- bis Fünffache von normalen Alltagsaktivitäten gesteigert. Das GMT kann also Muskeln aufbauen und Fett abbauen. Es hilft deshalb wirksam dem körperfettbedingten Übergewicht und den damit verbundenen Folgekrankheiten wie Diabetes Typ II, Fettstoffwechselstörungen, hohen Blutdruck, Arteriosklerose bis hin zum Herzinfarkt zu begegnen.

## 7. Entlastung des Herz-Kreislaufsystems

Die Muskelkraft bestimmt bei kraftbetonten Alltagsaktivitäten wie Treppensteigen oder Tragen von Einkaufstaschen bzw. Koffern wesentlich die Belastung von Herz und Kreislauf mit. Beim Bewältigen der gleichen Last muss sich der „Kräftigere“ weniger anstrengen, wodurch Herzmuskel und Gefäßsystem schonender beansprucht werden. Das zeigt sich u. a. am geringeren Anstieg von Herzfrequenz und Blutdruck während der Kraftanstrengung.

Das GMT erhöht aber nicht nur die Muskelkraft, sondern kann außerdem Muskeldurchblutung und -stoffwechsel wesentlich verbessern. Auch das führt zu entlastenden Herz-Kreislaufeffekten. Für die gleiche Muskelarbeit ist dadurch weniger Blut von Nöten, wodurch Herzarbeit infolge von Herzfrequenz- und Blutdruckverringerung eingespart werden kann.

Entscheidend aus gesundheitlicher Sicht ist, dass die Senkung von Herzfrequenz und Blutdruck bei kraftbetonten Alltagsbelastungen zu einer Verringerung des Sauerstoffbedarfs des Herzmuskels bei gleichzeitig verbesserter Sauerstoffversorgung führt, was dem Entgegenwirken eines Herzinfarktes gleichkommt.

Darüber hinaus fungiert die Muskulatur vor allem der unteren Extremitäten als eine die Herz-Kreislauftätigkeit unterstützende Muskelpumpe. Bei Kontraktion der Muskeln werden die Venen zusammengedrückt und dadurch wird das Blut herzwärts befördert. Auch hier entlastet eine voll funktionsfähige Muskulatur das Herz, welches eigentlich für den Blutrücktransport aus den unteren Körperbereichen verantwortlich ist. Nicht zuletzt kann dadurch auch Venenerkrankungen (z. B. Krampfadern) vorgebeugt werden.

## 8. Förderung von Nervensystem und Psyche

Der übergroße Teil des Nervensystems ist für die Steuerung der Muskeltätigkeit verantwortlich. Wird die Muskulatur nicht ausreichend beansprucht, verkümmern auch die dazu gehörigen Nervenzentren (Schrumpfung bzw. teilweise Absterben von motorischen Nervenzellen, Beeinträchtigung von Nervenbahnen und -verbindungen). Nur durch regelmäßige muskuläre Aktivität wie sie für das GMT kennzeichnend ist, können die für die Muskeltätigkeit zuständigen Nervenregionen bis ins hohe Alter funktionsfähig gehalten werden, was eine wesentliche Voraussetzung für uneingeschränkte körperliche Leistungsfähigkeit ist.

Wie Untersuchungsergebnisse zeigen, hat das GMT auch positiven Einfluss auf das psychische Befinden bzw. die Stimmung. Nach dem Training fühlt man sich in der Regel ausgeglichener, ruhiger, gelöster, entspannter und zufriedener als zuvor. Darüber hinaus kann das GMT auch längerfristig den Gemütszustand durch Reduzierung von Depressionen und Phobien verbessern helfen. Eine wesentliche Erklärung für diese befindensfördernde bzw. stimmungsaufhellende Trainingswirkung ist in der verstärkten Ausschüttung von Neuropeptiden – volkstümlich „Glückshormone" genannt – während der muskulären Aktivität zu sehen. Darüber hinaus stärkt das GMT aufgrund der damit verbundenen Zunahme des Leistungsvermögens sowie der positiven körperlichen Veränderungen das Selbstbewusstsein und Selbstvertrauen, was wiederum zu mehr psychischer Stabilität beiträgt.

Auf die Bedeutsamkeit des GMT weist über die genannten Gründe hinaus auch die Tatsache, dass die Gesundheitseffekte eines Ausdauertrainings davon mitbestimmt werden. Zum einen ist die Gesamtkörpermuskelmasse für den Energieverbrauch bei Ausdaueraktivitäten wie Walken, Joggen, Schwimmen, Radfahren oder Skilanglauf verantwortlich. *Wer krafttrainingsbedingt mehr Muskelmasse besitzt, verbrennt bei Ausdauerbelastungen gleicher Dauer und Intensität mehr Kalorien und kann dadurch die Gesundheitswirksamkeit optimieren. Zum anderen entscheidet der Zustand der Muskulatur über die Belastbarkeit des Bewegungsapparates im Ausdauertraining.* Beim Joggen werden beispielsweise bei jedem Schritt die Gelenke der unteren Extremitäten und die Wirbelsäule mit etwa dem Doppelten des Körpergewichts belastet. Nur über eine durch das GMT gut entwickelte Muskulatur können diese Belastungen „abgepuffert" und auf Dauer Gelenkschädigungen vermieden werden. Die Muskelsicherung von Gelenken und Wirbelsäule legt letztlich das mögliche Ausmaß der Ausdaueraktivitäten und damit ihre Wirkungen auf Herz-Kreislauf-, Atmungs- sowie Stoffwechselsystem fest. *Das GMT ist deshalb als eine unverzichtbare vorbereitende wie auch begleitende Maßnahme für ein gesundheitsorientiertes Ausdauertraining anzusehen.*

Zusammenfassend ist einzuschätzen, dass die gesundheits- und leistungsfördernden Effekte des GMT mehr oder weniger den gesamten Organismus erfassen. Es hat eine Wirkungsbreite wie kaum eine andere Trainingsform und ist nicht durch andere Maßnahmen zu ersetzen.

*Regelmäßiges GMT stellt deshalb eine gesundheitliche Notwendigkeit dar. Dass wir älter werden, können wir nicht verhindern, dass wir schwach und gebrechlich werden, jedoch sehr wohl. Das GMT ermöglicht ein gesundes Altern. Es hilft den Jahren mehr Leben zu geben!*

# 3 Richtiges GMT – aber wie?

Nicht selten wird versucht, mit Mitteln und Methoden, die von leistungssportlich ausgerichteten Kraftsportarten (u. a. Gewichtheben, Bodybuilding, Powerlifting) abgeleitet wurden, das Muskeltraining unter dem Aspekt der Gesundheitsförderung zu betreiben. Dies zieht zumindest das Risiko der Gesundheitsgefährdung nach sich.

*Die Zielstellung des GMT besteht in der Erreichung einer breiten Gesundheitswirksamkeit bei möglichst geringem zeitlichen Aufwand und schonender Beanspruchung des Organismus.*

Um diese Zielsetzung auch tatsächlich erreichen zu können, bedarf es einer spezifischen Trainingsgestaltung. Dabei kommt der Beachtung bestimmter methodischer Prinzipien (Trainingsprinzipien) besondere Bedeutung zu. Diese stecken in gewisser Weise den Rahmen ab, innerhalb dessen sich die inhaltlich-methodische Gestaltung des GMT zu bewegen hat. Nachfolgend seien diese *Trainingsprinzipien* näher gekennzeichnet.

## 3.1 Prinzip der dynamischen Muskelkraftbelastung

*Im GMT sollten im Rahmen des Krafttrainings dynamische Kraftbelastungen bevorzugt Anwendung finden.* Im Gegensatz zu statischer Muskelarbeit, wo der Muskel in fixierter Gelenkstellung angespannt wird, sind dynamische Übungen stets mit Gelenkbewegungen verbunden. Bei dynamischer Muskelarbeit wird ein äußerer Widerstand (z. B. das eigene Körpergewicht oder Trainingshanteln) überwunden und damit bewegt. Der arbeitende Muskel wird fließend im Wechsel angespannt und entspannt.

Beispiele für statische Kräftigungsübungen sind das Verharren in der „Skihocke" bzw. das „Armstrecken gegen den Türrahmen" (vgl. Abb. 2 u. 3).

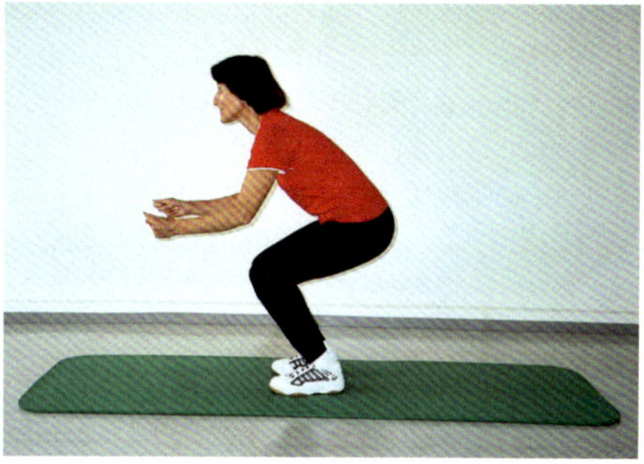

**Abb. 2:** Skihocke

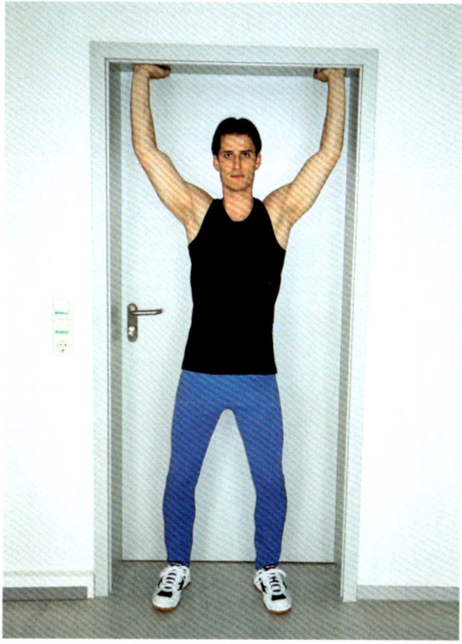

**Abb. 3:** Armstrecken gegen Türrahmen

Dagegen stellen die Übungen „Kniebeugen" bzw. „Schulterdrücken" dynamische Kraftbelastungen dar (vgl. Abb. 4 u. 5).

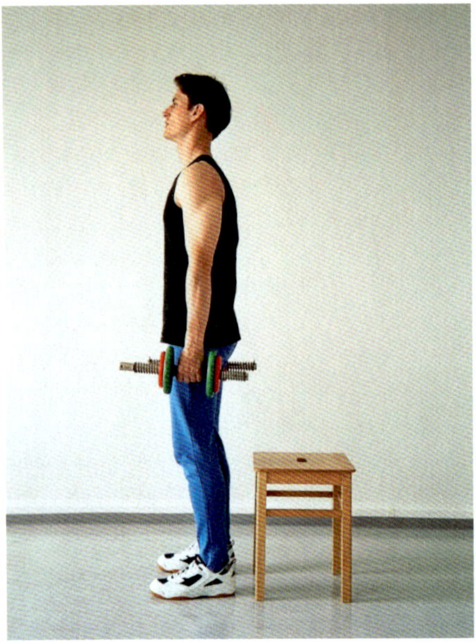

**Abb. 4a:** Kniebeugen (Ausgangsstellung)

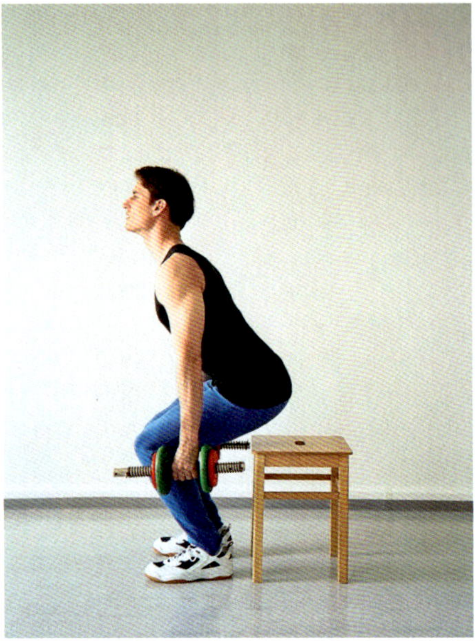

**Abb. 4b:** Kniebeugen (Endstellung)

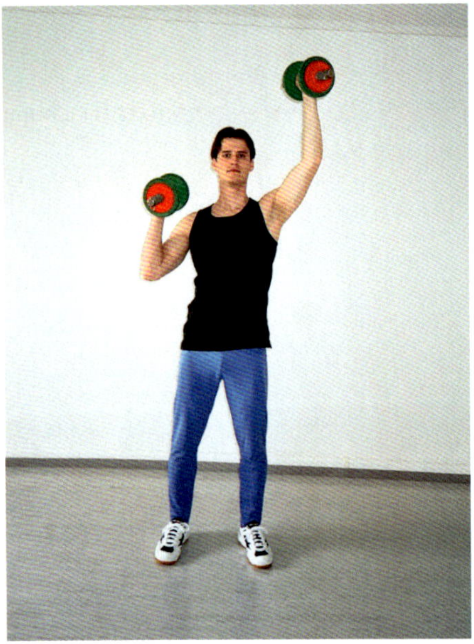

**Abb. 5:** Schulterdrücken

Die Begründung für den Vorrang dynamischer Kraftbelastungen ist vor allem durch die verschiedenartigen organismischen Beanspruchungen von dynamischer und statischer Muskelarbeit gegeben.

Aus Sicht des Herz-Kreislaufsystems kommt es bei statischer Muskelbelastung bereits ab Kraft-einsätzen, die etwa 15 Prozent des Maximums betragen, zu einer zunehmenden und ab 50 bis 60 Prozent des maximalen Krafteinsatzes zur vollständigen intramuskulären Gefäßkompression. Die Folgen sind Minderdurchblutung der Muskulatur, wesentlich erhöhte Blutdruckwerte sowie weitere negative Belastungen von Herz und Kreislauf (u. a. vermehrte Druckarbeit und vermehrter Sauerstoffbedarf des Herzmuskels). Diese gesundheitsgefährdenden Reaktionen werden durch die gleichfalls in der Regel mit intensiveren (etwa ab 80 Prozent der maximalen Muskelanspannung) bzw. länger andauernden, erschöpfenden statischen Kraftbelastungen einhergehende Pressatmung verstärkt. Zugleich sind dadurch weitere kritisch zu wertende Effekte wie verringertes Herzminutenvolumen verbunden mit wesentlich reduzierter Herzmuskeldurchblutung sowie postpressorische Blutdruckschwankungen mit der Gefahr des Auftretens von Herzrhythmusstörungen zu verzeichnen. Diese beim statischen Krafttraining auftretenden aktuellen Herz-Kreislaufreaktionen machen deutlich, dass mittels dieser Trainingsform auch keine gesundheitlich relevante Förderung der Herz-Kreislauffunktion erreichbar ist.

Im Gegensatz dazu stellt ein angemessen dosiertes dynamisches Krafttraining eine „schonendere“ Belastung für Herz und Kreislauf dar und ermöglicht zugleich eine Vervollkommnung deren Funktionsfähigkeit. Moderate dynamische Kraftbelastungen verursachen keinen Pressdruck und eine geringere Gefäßkompression. Zugleich resultiert aus dem intermittierenden Charakter der dynamischen Belastung und dem damit verbundenen ständigen Wechsel zwischen Spannungszunahme und -abnahme in der beanspruchten Muskulatur ein Muskelpumpeffekt. Dadurch sind die Bedingungen gegeben, den erhöhten energetischen Anforderungen der Körperperipherie mittels vermehrter Durchblutung entsprechen zu können. Dynamisches Krafttraining – die richtige Dosierung vorausgesetzt – verlangt damit dem Herzmuskel im Vergleich zur statischen Kraftbelastung weniger Druck- und dafür mehr Volumenarbeit ab, was als Voraussetzung für gesundheitsfördernde Herz-Kreislaufeffekte anzusehen ist.

Auch aus der Sicht des aktiven und passiven Halte- und Bewegungsapparates ist dynamischen Kraftbelastungen der Vorzug zu geben. Während die empirischen Ergebnisse bezüglich der Effektivität des dynamischen und statischen Krafttrainings für Muskelmasse- und Kraftentwicklung keine eindeutige Überlegenheit einer Trainingsform ausweisen, gilt als gesichert, dass statische Kraftgewinne winkelabhängig sind. D. h., beim statischen Krafttraining beschränkt sich der Kraftzuwachs hauptsächlich auf die Winkel, in denen trainiert wurde. Damit ist eine Fülle von zeitraubenden statischen Übungen notwendig, um deutliche Trainingseffekte im ganzen Bewegungsradius zu erzielen, was für die effiziente Anwendbarkeit der entwickelten Kraft im Rahmen komplexer Bewegungen (u. a. im Alltag bzw. Beruf) unverzichtbar ist.

Die Übertragbarkeit und Nutzbarmachung der antrainierten statischen Kraft wird des Weiteren durch den Umstand erschwert, dass statisches Krafttraining nicht mit Gelenkbewegungen verbunden ist und damit auch nicht die Bewegungskoordination im Sinne der intermuskulären Koordination (Zusammenspiel von Agonisten, Synergisten und Antagonisten) mit schult.

Ein weiterer Nachteil statischer Muskelanspannungen ist ihr negativer Einfluss auf die Lockerheit und Elastizität der Muskulatur, wofür vor allem Sauerstoffmangel und damit verbundene muskuläre Übersäuerung verantwortlich gemacht werden. So können u. a. schmerzhafte

Muskelverspannungen und Muskelhärten die Folge sein.
Dynamische Kraftbelastungen sind gegenüber statischen auch für das Binde- und Stützgewebe die günstigeren. Das Ernährungsverhalten der schlecht durchbluteten Sehnen, Bänder und des blutgefäßfreien Knorpels spricht mehr für dynamische als statische Belastungen. Nur eine durch die ständige Aufeinanderfolge von Muskelanspannung und -entspannung bedingte Wechselbelastung, kann bei diesen Strukturen ein ausreichendes Stoffwechselgeschehen gewährleisten. Länger andauernde Anspannung oder Druckbelastung, wie dies bei statischer Muskelarbeit der Fall ist, schränkt dagegen die Nährstoffversorgung erheblich ein und kann zu Gefährdungen führen. Die für das dynamische Krafttraining typische intermittierende muskuläre Zug- und Druckbeanspruchung wird zudem als adäquater funktioneller bzw. formativer Reiz für den Knochen angesehen.
Auch aus Sicht des Stoffwechselgeschehens sind dynamische Kraftbelastungen vorteilhafter. Neben den bei statischem Krafttraining durch Gefäßkompression und Minderdurchblutung verursachten hohen Laktatkonzentrationen, deuten vergleichende Untersuchungen zu den energetischen Anforderungen darauf hin, dass der Energiebedarf bei dynamischen Muskelbeanspruchungen höher ist. Als Ursachen werden hypothetisch die sich mehrfach vollziehende Kontraktion der Muskelfasern und die damit verbundene wiederholte Kraftentwicklung angesehen. Unter Berücksichtigung des höheren Kalorienverbrauches ist davon auszugehen, dass dynamische Kraftbelastungen im Vergleich zu statischen wirksamer zu Erhalt bzw. Wiederherstellung des Stoffwechselgleichgewichts beitragen können und damit eher als eine dem Übergewicht vorbeugende Maßnahme anzusehen sind.
*Die aufgezeigten Aspekte verdeutlichen* – ohne die Vorteile statischen Krafttrainings wie geringer Zeit- und Mittelaufwand bei einfacher Durchführbarkeit, gezielte lokale Beanspruchung einzelner Muskelgruppen, Aufrechterhaltung einer festgelegten Kontraktionsintensität über eine bestimmte Zeit zu übersehen –, *dass das dynamische Krafttraining eine schonendere Belastungsform für den Organismus darstellt und zugleich einen höheren Wert bezüglich der Gesundheitsförderung besitzt.* Deshalb sollte es im Rahmen des GMT den Vorrang haben.

## 3.2 Prinzip der moderaten Kraftausdauerbelastung

Die dynamische Kraftbelastung allein ist eine notwendige, jedoch keine hinreichende Bedingung für das GMT. *Die Muskelkräftigung muss gleichzeitig mittels nichterschöpfender mittelfrequenter Kraftausdauerbelastungen nach der extensiven Intervallmethode erfolgen,* um die gewollte gesundheits- und leistungsfördernde Wirksamkeit erreichen zu können. *Eine derartige Belastungsgestaltung zeichnet sich durch moderate Widerstandsintensitäten (40–60% der individuellen Maximalkraft), größtmögliche Zahl korrekter (koordinativ einwandfreier) Übungswiederholungen pro Serie (korrektes Wiederholungsmaximum), mittleres Übungstempo und hohe Belastungsdichte (unvollständige Serienpausen von maximal 30 sec) aus.*
Der Widerstandsintensität kommt deshalb wesentliche Bedeutung zu, weil sich das

dynamische Muskeltraining mit Zunahme des zu überwindenden Widerstandes dem statischen Krafttraining und den damit verbundenen gesundheitlichen Nachteilen annähert. Beim Training im mittleren Widerstandsbereich ist dagegen nur von einer relativ geringen statischen Komponente während der Muskelarbeit auszugehen. Dadurch gleichen sich bei Belastung großer Muskelgruppen die organismischen Beanspruchungen denen von allgemeinem Ausdauertraining an und sind dementsprechend gesundheitsdienlicher.

Muskelerschöpfende Kraftausdauerbelastungen sind aufgrund der damit einhergehenden negativen Herz-Kreislauf- und Stoffwechselreaktionen abzulehnen. So werden die höchsten Blutdruckwerte unabhängig von der Widerstandsintensität bei den letzten Wiederholungen kurz vor der Muskelausbelastung erreicht, wo zugleich die Gefahr der Pressatmung verstärkt auftritt. Außerdem kommt es zu einer ausgeprägten Aktivierung des anaeroben Stoffwechsels, wodurch hohe Laktatwerte (Milchsäurewerte) provoziert werden. Im Zusammenhang mit hohen Laktatkonzentrationen werden u. a. deren negativer Einfluss auf aerobe Kapazität, Muskelelastizität, Gelenkstoffwechsel sowie Immunsystem diskutiert.

Des Weiteren ist zu beachten, dass es in der Muskelausbelastungsphase auf der Basis zeitweilig erheblich herabgesetzter energetischer und koordinativer Leistungsvoraussetzungen vermehrt zu Ermüdungsfehlern bei der Übungsausführung kommen kann, die die Verletzungs- bzw. Schädigungsgefahr erhöhen.

Erschöpfende Muskelbelastungen werden zudem als unangenehm empfunden und erfordern enorm hohe Willensanspannungen, die auf Dauer nur schwerlich zu erbringen sind. Die dadurch zu verzeichnenden vermehrten Ausstiege aus dem Training widersprechen der Intention eines lebensbegleitenden GMT.

Dass auf die Muskelausbelastung auch unter dem Gesichtspunkt der effektiven Entwicklung der muskulären Leistungsfähigkeit verzichtet werden kann, zeigen Studien, wo nachgewiesen wurde, dass ein Muskelkrafttraining mit nichterschöpfenden Serienwiederholungszahlen zu wesentlichen Verbesserungen der Maximalkraft und Kraftausdauer sowie gesundheitsfördernden Veränderungen der Körperzusammensetzung (Zunahme von Muskelmasse bzw. Abnahme des Körperfettanteils) führt (Buskies 1999, Boeckh-Behrens/Buskies 2001).

Von ähnlichen Stoffwechselbeanspruchungen und damit verbundenen Laktatwerten wie bei erschöpfenden Belastungen ist auch bei Kraftausdaueranforderungen mit hohen Bewegungsfrequenzen auszugehen. Untersuchungen zeigen beispielweise, dass vor allem bei mit maximaler Frequenz ausgeführten Armdruck- und Armzugübungen (u. a. „Liegestütze" oder „halbe Klimmzüge") überdurchschnittlich hohe Laktatkonzentrationen (über 10 mmol/l) entstehen, wogegen bei Frequenzverringerung auf etwa 50 Prozent der maximal möglichen die Laktatwerte mehr als halbiert werden konnten.

Nicht unerwähnt soll bleiben, dass mit hohem Tempo realisierte Übungen im Sinne der allgemeinen Kraft- und Muskelentwicklung weniger effizient sind als mit geringerer Geschwindigkeit absolvierte. Die Begründung hierfür wird u. a.

in der bei niedrigerem Ausführungstempo auftretenden größeren Zahl simultaner Brückenbindungen zwischen den kontraktilen Muskelproteinen, die zu einer höheren Spannungsentwicklung im Muskel führt, gesehen.

Wenig sinnvoll ist auf der anderen Seite jedoch ebenso ein Üben bei betont langsamer Bewegungsausführung. Dies kommt einer statischen Kraftbelastung nahe und führt zu den damit verbundenen gesundheitlichen Nachteilen (vgl. 3.1).

Insgesamt sprechen die genannten Aspekte für eine Ausführung der Kraftübungen mit einem mittelschnellen, „natürlichen" Tempo, was sich am Atemrhythmus orientiert. Ein kompletter Bewegungszyklus ist dabei in der Regel dem Atemzyklus so anzugleichen, dass in der konzentrischen (überwindenden) Kontraktionsphase die bewusst betonte Ausatmung und in der exzentrischen (nachgebenden) Phase die Einatmung erfolgen kann.

Zur Begründung der Forderung das Muskelkrafttraining entsprechend der extensiven Intervallmethode zu gestalten, ist vor allem auf die hier gegebene hohe Belastungsdichte zu verweisen. D. h., bei der im GMT erfolgenden Muskelkräftigung sind die Pausen zwischen den Übungsserien relativ kurz zu halten, um die angestrebte breite gesundheitsfördernde Trainingswirksamkeit erreichen zu können. Nur dadurch wird es beispielsweise möglich, Herz-Kreislaufsystem sowie Stoffwechsel nahezu dauerhaft zu beanspruchen, was Voraussetzung für deren Funktionsverbesserung ist. Mittels der Organisationsmethode Kreistraining kann dabei der Notwendigkeit der hohen Belastungsdichte am besten entsprochen werden.

## 3.3 Prinzip der Binde- und Stützgewebeschonung

*Der passive Halte- und Bewegungsapparat (Wirbelsäule, Gelenke bzw. Knochen, Sehnen, Bänder, Knorpel) stellt eine „Schwachstelle" hinsichtlich der Belastungsverträglichkeit beim Muskeltraining dar.* Das ist wie folgt zu begründen:

- Regeneration und Adaptation der schlecht bzw. teilweise überhaupt nicht durchbluteten Strukturen des passiven Halte- und Bewegungsapparates verlaufen prinzipiell langsamer als in anderen leistungsbestimmenden Systemen (u. a. Muskulatur, Herz-Kreislaufsystem) (vgl. auch Abb. 6).
- Gesundheits- und Fitnesssportler verfügen im Vergleich beispielsweise zu

| | | |
|---|---|---|
| | REGENERATION | |
| Minuten | Stunden | Tage |
| Herz-Kreislauf<br>Stoffwechsel<br>Muskulatur | | Binde- und Stützgewebe<br>(Knorpel, Sehnen, Bänder, Knochen) |
| Wochen | Monate | Jahre |
| | ADAPTATION | |

**Abb. 6:** Erholungs- und Anpassungsfristen leistungsbestimmender Systeme

Leistungssportlern über eine wesentlich geringere muskuläre Sicherung des passiven Halte- und Bewegungssystems.

*Die verminderte Belastbarkeit berücksichtigend ist für die Vermeidung von Verletzungen bzw. Schäden am Binde- und Stützgewebe und das Erreichen biopositiver Anpassungen eine umsichtige Belastungsgestaltung im GMT notwendig.* Folgende *Orientierungen* können dazu gegeben werden:

### Übungen mit hohen Bewegungswiderständen vermeiden

Übungen mit hohen Widerständen, wie sie beim intensiven Krafttraining Anwendung finden, stellen für den passiven Halte- und Bewegungsapparat eine Gefahr dar. Werden die Widerstände so hoch gewählt, wie es die Muskulatur zulässt, kann es zu dessen Überforderung kommen. Die Folge sind oftmals Binde- und Stützgewebeschädigungen – z. B. Sehnenansatz- bzw. Sehnenscheidenentzündungen, Knochenhautreizungen und -entzündungen sowie Knorpeldefekte – und eine damit verbundene Beeinträchtigung der Gesundheit und Leistungsfähigkeit.

Um dies zu vermeiden, müssen die Widerstandsgrößen im Rahmen des Krafttrainings weniger in Abhängigkeit von den muskulären Voraussetzungen als vielmehr von der Belastungsverträglichkeit des Binde- und Stützgewebes gewählt werden. Zur Erreichung der Ziele des GMT, ist deshalb ein Üben mit relativ geringen Belastungswiderständen (40–60% der Maximalkraft) und dafür höheren Wiederholungszahlen (15–25) zu fordern. Ein so gestaltetes Kraftausdauertraining kann am ehesten den Anpassungsmöglichkeiten der passiven Strukturen des Halte- und Bewegungsapparates gerecht werden und damit weitestgehend Fehlbelastungen ausschließen.

### Übungen in extremen Körperpositionen vermeiden

Neben den immer wieder berechtigt vor allem unter dem Aspekt der Wirbelsäulenbelastung gestellten Forderungen, beim Krafttraining besondere Vorsicht bei „Über-Kopf-Arbeit“ mit Hanteln walten zu lassen sowie eine Hohlkreuz- und Rundrückenbildung unter Zusatzbelastung zu vermeiden, sind generell insbesondere extreme Körperstellungen (starke Überstreckungen, Beugehaltungen bzw. Verdrehungen) stets kritisch zu betrachten, da sie das Binde- und Stützgewebe unphysiologisch beanspruchen.

So ist beispielsweise die tiefe Kniebeuge eine typische Übung mit extremer Beugehaltung. Die in der tiefen Beugestellung zu verzeichnende hohe Kompression des Kniebinnenraumes, kann zu Schädigungen der Gelenkstrukturen (Menisken, Bänder, Knorpel) führen. Zur Kräftigung der Beinmuskulatur sollten deshalb Tiefkniebeugen durch kniegelenkschonendere Dreiviertel- bzw. Zweidrittelkniebeugen ersetzt werden. Eine Übung, die oftmals

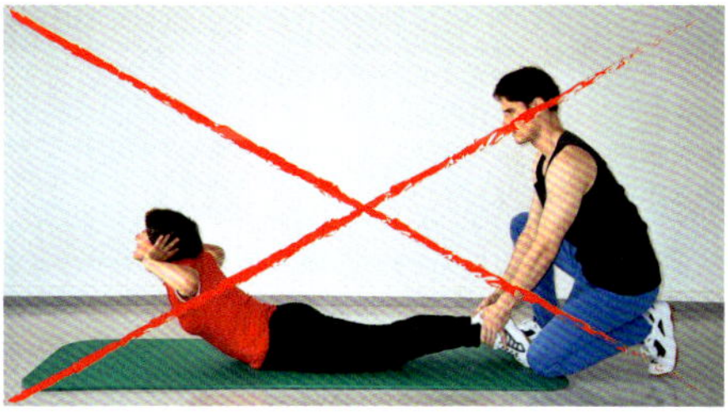

**Abb. 7:** Rumpfheben aus Bauchlage

bis zur Überstreckung ausgeführt wird, ist das Rumpfheben aus der Bauchlage zur Kräftigung der Rücken- und Gesäßmuskulatur (vgl. Abb. 7). Die dabei auftretende relativ starke Lordosierung im Lendenbereich führt hier – insbesondere bei schwung- bzw. ruckartiger Ausführung – zu gesundheitsgefährdenden Druckbelastungen. Deshalb sollte das Rumpfaufrichten aus der Bauchlage bei erhöhter Lagerung von Beinen und Becken erfolgen, wobei der nach vorn abgebeugte Oberkörper Wirbel für Wirbel bis zur Horizontalen aufzurollen ist (vgl. Abb. 8).

Eine noch extremere Überstreckung beinhaltet das Rumpfaufrichten aus der Rückenlage bei erhöhter Beckenlagerung zur Kräftigung der Bauch- und Hüftbeugemuskulatur (vgl. Abb. 9). Die hierbei auftretenden Druckbelastungen im Lendenwirbelsäulenbereich überschreiten bei weitem die Belastungsgrenze von Bandscheiben und Wirbelgelenken. Als Alternativübung, bei der keine Gefährdung gegeben ist und die Bauchmuskulatur wirksam trainiert wird, ist das Rumpfeinrollen („Crunches“) zu empfehlen (vgl. Abb. 10).

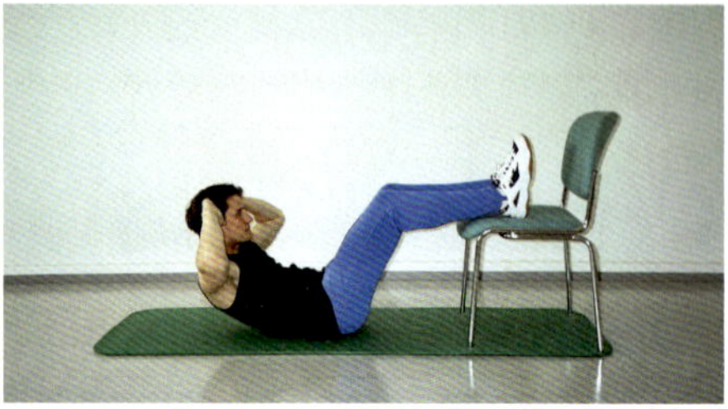

**Abb. 10:** Rumpfeinrollen

Ähnlich problematisch wie Hyperflexion und -extension sind starke Verdrehungen bei Kraftbelastungen. So ist das Rumpfdrehen in der Rückenlage („Scheibenwischer“) zur Kräftigung der schrägen Bauchmuskulatur eine Übung, die vor allem den Lendenbereich einem verstärkten Drehmoment aussetzt (vgl. Abb. 11). Die Lendenwirbelsäule hat im Gegensatz zur Brustwirbelsäule jedoch nur einen sehr geringen natürlichen Rotationsspielraum, der bei dieser Übung deutlich überschritten wird. Kommt es in der extremen Verdrehung gleichzeitig zu

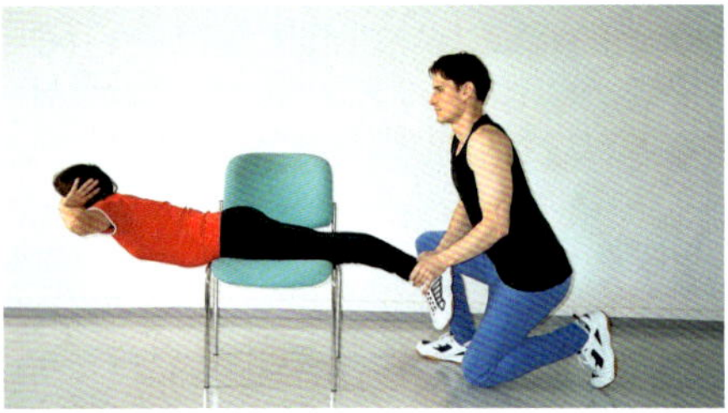

**Abb. 8:** Rumpfheben aus Bauchlage bei erhöhter Beckenlagerung

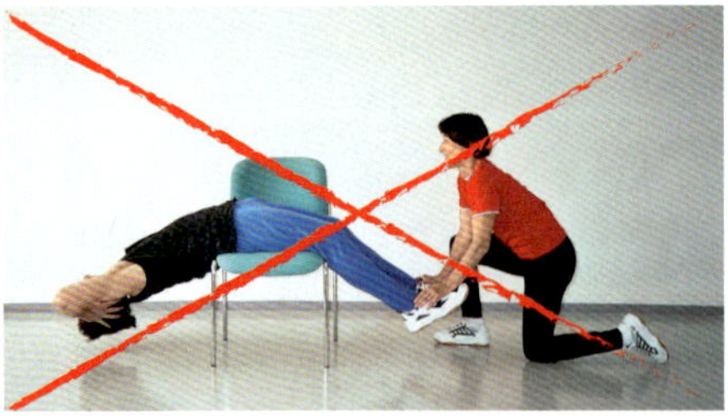

**Abb. 9:** Rumpfaufrichten aus Rückenlage bei erhöhter Beckenlagerung

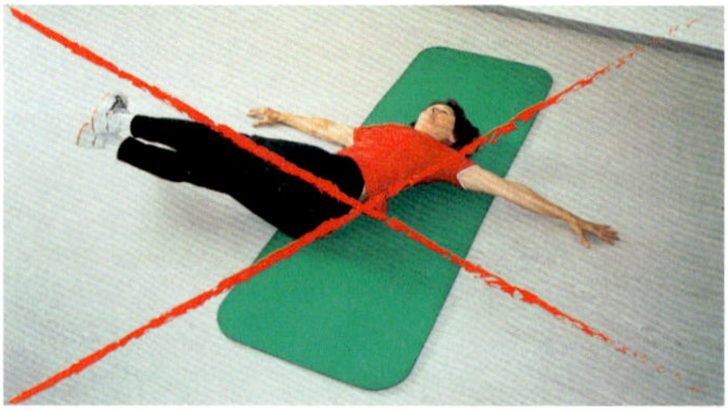

**Abb. 11:** Scheibenwischer (gestreckte Beine)

hohen Kraftwirkungen, wie das bei der Übungsausführung mit gestreckten Beinen (langer Hebel) der Fall ist, besteht Überlastungsgefahr. Begegnet werden kann dem mittels Übungsmodifizierung, wobei mit angewinkelten Beinen unter bewusster Aussparung der Endstellung (keine Bodenberührung der Beine) trainiert wird (vgl. Abb. 12).

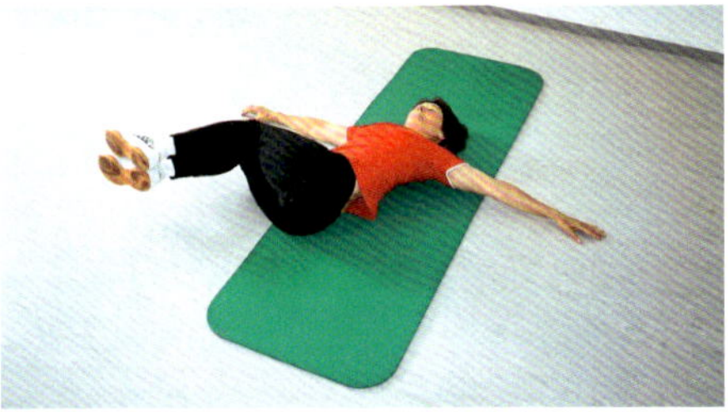

**Abb. 12:** Scheibenwischer (angewinkelte Beine)

Die angeführten Beispiele zeigen, dass ein GMT, welches der Forderung der Binde- und Stützgewebeschonung zu entsprechen hat, auf Übungen in extremen Körperpositionen, auch wenn sie unter dem Aspekt der muskulären Entwicklung effizient sind, verzichten muss.

## Übungsausführung mit hoher Bewegungsgeschwindigkeit vermeiden

Kräftigungsübungen, die mit hohen Bewegungsgeschwindigkeiten bzw. -frequenzen ausgeführt werden, führen zu hohen Kraftspitzen vor allem in den Beschleunigungs- bzw. Abbremsphasen, die den passiven Halte- und Bewegungsapparat erheblich beanspruchen und gefährden. Wie aus Untersuchungen der präventiven Biomechanik bekannt ist, kommt es bei schnellkräftig ausgeführten Tief-Hochsprüngen oder auch Hockstrecksprüngen mit Zusatzgewichten zu extremen Belastungen vor allem der Lendenwirbelsäule, der Hüft-, Knie- und Sprunggelenke sowie des Fußgewölbes, die ein Mehrfaches des Körpergewichts betragen.

Die Forderung nach Minimierung explosiver Streckungen im Knie- und Ellenbogengelenk ist auch mit dem dabei entstehenden harten Anschlag, da bei vollendeter Streckung die Bewegung durch die Besonderheiten der Gelenkstrukturen blockiert wird, zu begründen. Bekannt ist auch, dass vor allem schnelle, schwunghafte oder ruckartige Bewegungen die Verletzungsgefahr besonders für Muskeln und Sehnen (u. a. Muskel- u. Sehnenzerrungen, Muskel- u. Sehnenrisse) wesentlich erhöhen.

Im Rahmen des GMT sind deshalb alle Kräftigungsübungen mit moderatem, gleichmäßigem Tempo, ohne sichtbare Pausen an den Bewegungsumkehrpunkten, auszuführen. Dabei sollte innerhalb der gesamten Bewegungsamplitude der Widerstand als relativ gleichbleibend empfunden werden.

## Einheit von Be- und Entlastung

Der Überlastungs- und Schädigungsgefahr des passiven Halte- und Bewegungsapparates durch Kraftbelastungen kann durch eine gezielte Entlastung entgegengewirkt werden. Im entlasteten Zustand kommt es zur beschleunigten Normalisierung von belastungsbedingten Stoffwechseldefiziten und zum Ausgleich des Flüssigkeitsverlustes im Bereich des Binde- und Stützgewebes. Beides ist Voraussetzung für eine positive Belastungsverarbeitung und schnellere Regeneration dieser Strukturen und begünstigt die biopositiven Anpassungsprozesse.

Im GMT sollten entlastende Maßnahmen sowohl während der Kraftbelastungen als auch unmittelbar danach bewusst genutzt werden. Beim Krafttraining selbst trägt u. a. der Wechsel der zu belastenden Strukturen, das Üben in verschiedenen Körperlagen und vor allem die Nutzung der Extension (z. B. bei Hangübungen) zur Entlastung des Binde- und Stützgewebes bei. So kann beispielsweise durch die planvolle Aneinanderreihung von Kräftigungsübungen erreicht werden, dass die Wirbelsäule oder auch bestimmte Gelenke nach erfolgter übungsbedingter Druckbelastung (z. B. Kniebeugen mit Zusatzlast) in der nachfolgenden Übung durch Wechsel der Körperlage (z. B. Bankdrücken in Stufenlagerung) oder auch mittels gezielter Zugbeanspruchung (z. B. Klimmziehen im Schrägliegehang) entlastet werden.

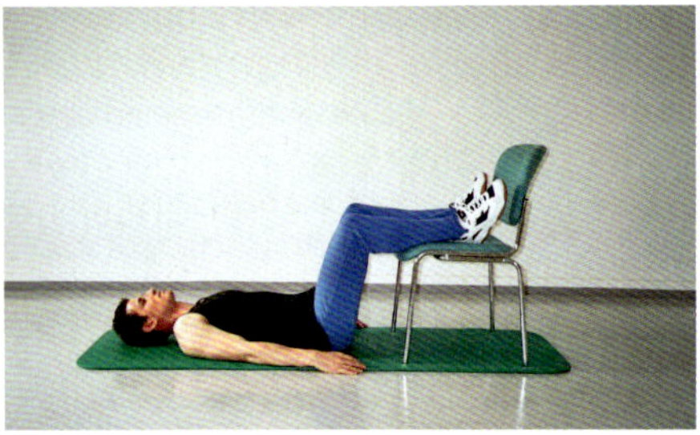

**Abb. 13:** Stufenlagerung

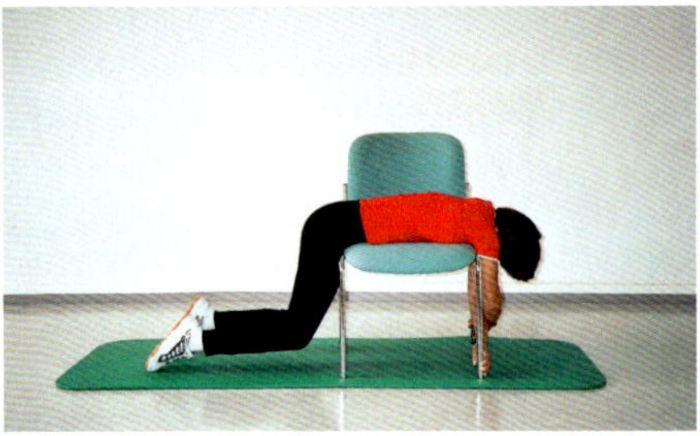

**Abb. 14:** Hakenposition

Nach den Kraftbelastungen sollten für das beanspruchte Binde- und Stützgewebe spezielle eigenständige Entlastungsmaßnahmen unter besonderer Beachtung der Extension Anwendung finden. Zur wirksamen Entlastung vor allem der Wirbelsäule haben sich u. a. die Stufenlagerung (vgl. Abb. 13) und die Hakenposition (vgl. Abb. 14) sowie das Aushängen mit Fußaufsatz bewährt. Eine Entlastung des Kniegelenks ist beispielsweise durch „Rad fahren" in Rückenlage und mittels Beinpendelns im Sitz auf erhöhter Unterlage erreichbar.

## 3.4 Prinzip der Funktionalität von Muskelbelastungen

*Um beim GMT die notwendige Zielgerichtetheit und Effizienz erreichen sowie Fehlbelastungen des Halte- und Bewegungsapparates vermeiden zu können, muss die Funktionalität der Muskelbelastungen durch Beachtung vor allem der funktionell-anatomischen Bedingungen der Muskulatur gewährleistet sein. Das erfordert, bei der Auswahl und Durchführung der Körperübungen besonders den sich aus Ursprung und Ansatz ableitenden Verlauf der Muskelgruppen, die Art und Anzahl der dabei überspannten Gelenke sowie die dynamische Struktur (Aktions- oder Fixationsmuskeln) zu berücksichtigen.* Anhand ausgewählter Beispiele sei auf die Folgen und Gefahren der Nichtbeachtung der Funktionalität hingewiesen.

Eine Missachtung bzw. fehlerhafte Interpretation der funktionell-anatomischen Bedingungen ist u. a. bei einer ganzen Reihe von Übungen (Klappmesser, Beinheben, „Sit-ups"), die zur Kräftigung der Bauchmuskulatur eingesetzt werden, zu

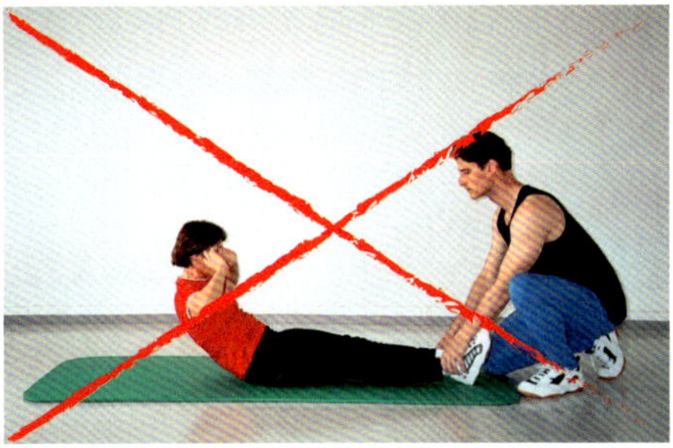

**Abb. 15:** „Sit-ups"

verzeichnen. Stellvertretend sei hier der grundlegende Sachverhalt am Beispiel „Sit-ups" (Rumpfaufrichten aus der Rückenlage zum Sitz) (vgl. Abb. 15), einer Standardübung zum angeblichen Training der geraden Bauchmuskulatur, dargelegt.

Bei dieser Übung – unabhängig, ob mit gestreckten oder gebeugten Beinen, ohne oder mit fixierten Füßen am Boden, Schrägbrett oder sog. Roman Chair absolviert – wird die eigentlich gewollte Beanspruchung der Bauchmuskeln nur vornehmlich im ersten Teil der Aufrichtbewegung (Einrollphase der Wirbelsäule) erreicht. D. h., die von Rippen bzw. Brustbein entspringenden und am Schambein bzw. Schambeinfuge ansetzenden geraden Bauchmuskeln sind nur in der Lage, den Brustkorb dem Becken anzunähern. Die für den zweiten Teil des Rumpfhebens zum Sitz erforderliche Flexion in den Hüftgelenken erfolgt vor allem mittels Hüftbeugemuskulatur (Lendendarmbeinmuskel, gerader Schenkelmuskel). Dabei führt die intensive Kontraktion des u. a. an den Lendenwirbeln entspringenden Lendendarmbeinmuskels – begünstigt durch eine relativ schwache Bauchmuskulatur – oftmals zur Verstärkung der Lendenlordose verbunden mit erhöhter, unphysiologischer Belastung von Wirbelgelenken und Bandscheiben. Die Übung „Sit-ups" kräftigt demnach nicht wie beabsichtigt primär die gerade Bauchmuskulatur, sondern maßgeblich auch die Hüftbeugemuskulatur und beansprucht zudem die Wirbelsäule unphysiologisch.

Diese Fehlinterpretation der funktionell-anatomischen Bedingungen kann gesundheits- und leistungsbeeinträchtigende Folgen haben. Wird die genannte Übung auf Dauer in ein Übungsprogramm aufgenommen, führt das – neben der durch die wiederholte Mehrbelastung der Lendenwirbelsäule bedingten Schädigungsgefahr – zur nicht gewollten Kräftigung der ohnehin meist schon besser ausgebildeten Hüftbeuger, wodurch langfristig gesehen deren Verkürzung begünstigt wird. Dadurch kommt es letztlich zu einer disharmonischen Entwicklung der gesamten Hüftmuskulatur mit einer Veränderung der Becken- und Wirbelsäulenstatik (verstärkte Lendenlordose), die zumindest die Gefahr der Schädigung des Halte- und Bewegungsapparates, des Entstehens von Haltungsschwächen und -fehlern sowie von Rückenbeschwerden in sich birgt.

Als funktionell korrekte Bauchmuskelübung ist u. a. auf das Rumpfeinrollen

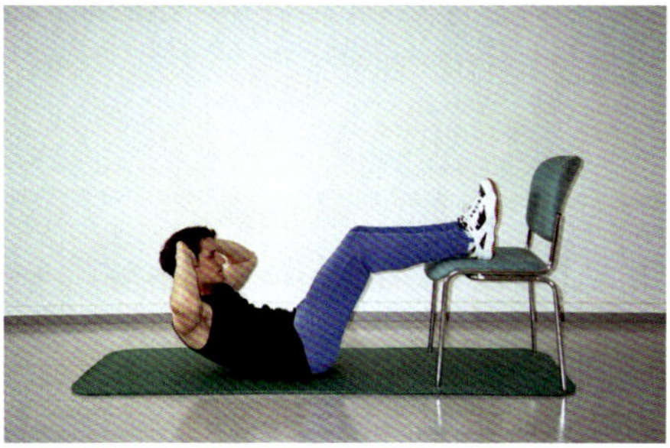

**Abb. 16:** Rumpfeinrollen

aus der Rückenlage mit etwa 90 Grad gebeugtem Kniegelenk sowie hochgelagerten, nichtfixierten Füßen („Crunches") zu verweisen (vgl. Abb. 16). Hier wird die Lendenwirbelsäule bei der Übungsausführung entlastet und es kommt unter weitestgehender Ausschaltung der Hüftbeuger durch das Einrollen der Wirbelsäule (oberer Beckenkamm behält Bodenkontakt) tatsächlich zur vorrangigen und effizienten Kräftigung der geraden Bauchmuskulatur. Auch die Übung „Beckenlift" (vgl. Abb. 17), wo in Rückenlage bei 90° gebeugten Knie- und Hüftgelenk durch das nach oben Schieben der Knie Becken und untere Lendenwirbelsäule leicht eingerollt werden, dient der funktionellen Kräftigung der geraden Bauchmuskulatur (vor allem untere Abschnitte).

Die genannten negativen Auswirkungen der ungenügenden Beachtung funktionell-anatomischer Bedingungen können potenziert werden, wenn gleichzeitig die dynamische Struktur der Kraftübungen nicht anforderungsgerecht gestaltet wird. Das ist dann der Fall – um beim Training der Bauchmuskulatur zu bleiben –, wenn die Bauchmuskelbeanspruchung schnellkräftigen Charakter besitzt. Als typisches Negativ-Beispiel ist hier auf die explosiv

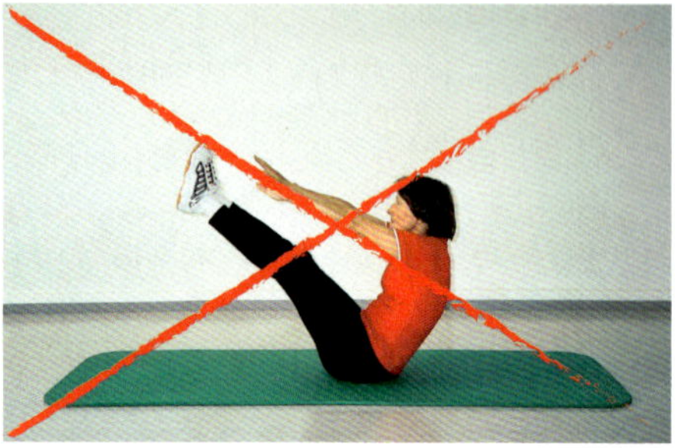

**Abb. 18:** Klappmesser

auszuführende Übung „Klappmesser" zu verweisen (vgl. Abb. 18).

Die Bauchmuskulatur hat ähnlich wie die Rückenmuskulatur vorrangig Haltefunktion zu erfüllen und weist demgemäß im Allgemeinen einen hohen Anteil langsam kontrahierender Muskelfasern auf. Übungen zur Kräftigung der Bauchmuskeln sollten deren Typ entsprechend daher in bewusst gemäßigtem Bewegungstempo absolviert werden. Eine unzweckmäßige dynamische Struktur führt hier außer zu untypischen Belastungen, die die Trainingswirksamkeit beeinträchtigen, auch immer zu einem erhöhten Belastungsrisiko für die Strukturen des passiven Halte- und Bewegungsapparates (besonders der Wirbelsäule).

Ähnlich wie bei Kräftigungsübungen ist auch bei Dehnübungen eine Prüfung der

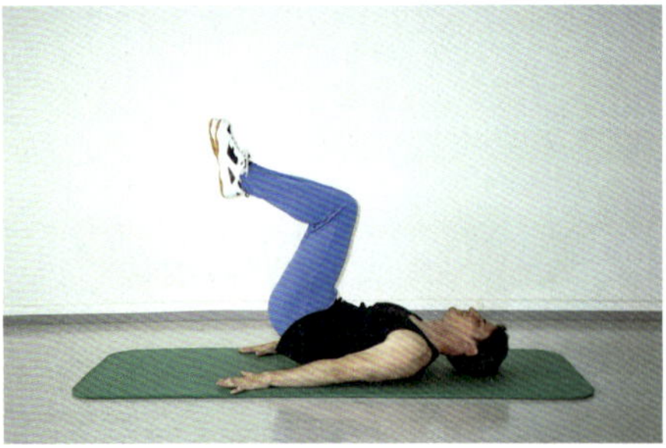

**Abb. 17:** Beckenlift

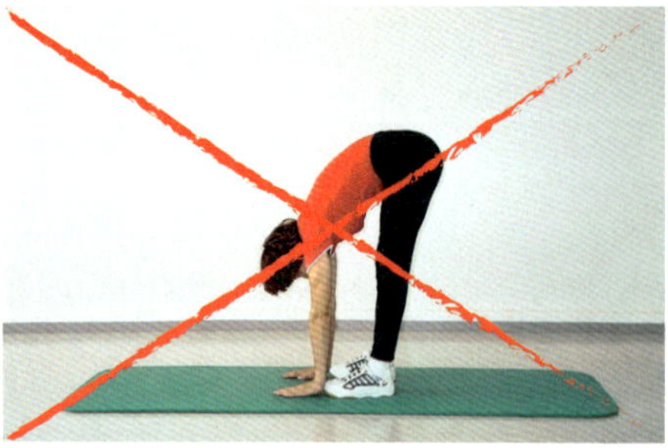

**Abb. 19:** Rumpfvorbeuge

Funktionalität angebracht. Aus funktionell-anatomischer Sicht ist beispielsweise die Rumpfvorbeuge (vgl. Abb. 19) zur Dehnung der ischiocruralen Muskulatur (rückseitige Oberschenkelmuskulatur) kritisch zu betrachten. Die ischiocrurale Muskulatur, die am Sitzbein entspringt und über das Kniegelenk ziehend am Unterschenkel ansetzt, ist eine zweigelenkige Muskulatur. Sie streckt das Hüftgelenk und beugt das Knie. Ein funktionelles Dehnen erfolgt hier, wenn bei weitestgehend entspannten Muskeln Ur-sprung und Ansatz durch Beugung in der Hüfte und gleichzeitiger Streckung im Knie möglichst weit voneinander entfernt werden. Wird bei gestrecktem Kniegelenk ein Rumpfvorbeugen ausgeführt, wirkt die ischiocrurale Muskulatur bremsend auf die mit der Rumpfvorneigung verbundene Beckenbewegung. D. h., hier wird die angespannte (kontrahierte) Muskulatur gedehnt, was zu einer exzentrischen Kraftbeanspruchung führt. Eine optimale Dehnung entsteht – selbst bei endgradiger Auslenkung – nicht. Vielmehr wird bei Intensivierung des Rumpfvorneigens und der damit verbundenen Wirbelsäulenbeugung eine erhöhte Belastung im Lendenwirbelsäulenbereich provoziert, was aus gesund-

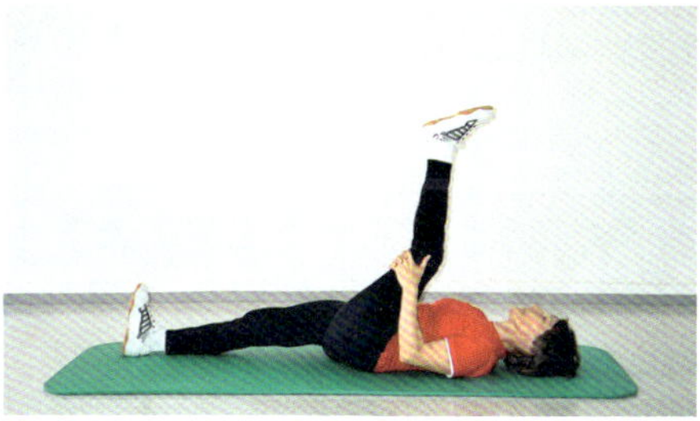

**Abb. 20:** Funktionelle Dehnung der Oberschenkelrückseite

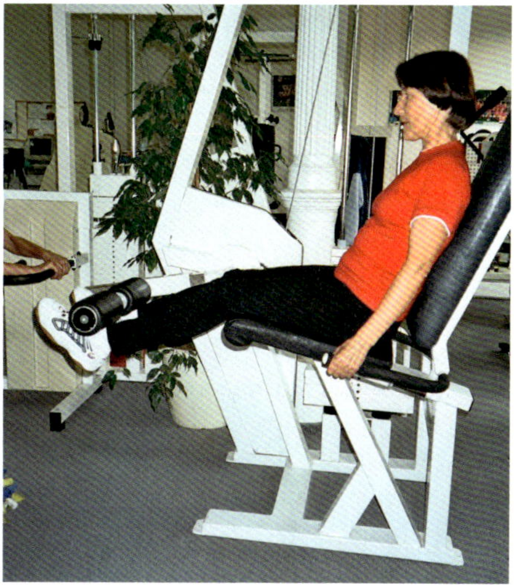

**Abb. 21:** Beinstrecken an Beinschwinge

heitlicher Sicht unerwünscht ist. Eine funktionelle Dehnung der ischiocruralen Muskulatur wird in der Rückenlage durch Heranziehen des Knies zur Brust (Hüftgelenkbeugung) und danach erfolgender Kniegelenkstreckung bei Beckenstabilisierung durch das ausgestreckte Gegenbein erreicht (vgl. Abb. 20).

*Funktionalität im GMT heißt aber auch, bei der Übungsauswahl und -durchführung soweit wie möglich die Funktion der Muskelgruppen im Alltag mit zu berücksichtigen. Erst durch eine weitestgehende Struktur- bzw. Anforderungsnähe der Trainingsübungen mit den Alltagsbewegungen, ist eine wirksame Transferenz der Muskeltrainingseffekte auf die Alltagsmotorik zu sichern.* Analysiert man beispielsweise die Alltagsbewegungen der unteren Extremitäten (Gehen, Treppensteigen) dann ist festzustellen, dass es sich um koordinativ anspruchsvolle, mehrgelenkige Bewegungen handelt, die durch ganze Muskelketten gesteuert werden und wo der Widerstand unter der Fußsohle auftritt. Eine Kraftübung, die diesen Anforderungen nur ungenügend gerecht wird, ist z. B. das Beinstrecken an der Beinschwinge (vgl. Abb. 21). Bei dieser koordinativ einfachen, eingelenkigen Übung setzt der Widerstand vor dem Fuß an und es erfolgt eine relativ isolierte Quadrizepskräftigung. Alltagsnähere und damit aus funktioneller Sicht zu bevorzugende Übungen, die anwendungsbereitere Kraftfähigkeiten ausprägen, sind dagegen u. a. das Kniebeugen oder das Beinstrecken an der Beinpresse (vgl. Abb. 22).

Erst ein den funktionell-anatomischen Bedingungen des Halte- und Bewegungsapparates und den motorischen Alltagsanforderungen gerecht werdendes GMT erfüllt die Voraussetzungen für wirksame Leistungsförderung ohne Gesundheitsgefährdung.

## 3.5 Prinzip der Vielseitigkeit von Muskelbelastungen

*Der Grundsatz der Vielseitigkeit bezieht sich vor allem auf die Breite und Vielfalt der eingesetzten Körperübungen* und ist für das GMT aus zweierlei Sicht von wesentlicher Bedeutung.

Ein **erster Aspekt** zielt auf die Gesamtkörpermuskulatur ab und fordert, dass alle größeren Muskelgruppen beansprucht und in einem ausgewogenen Verhältnis zueinander ausgebildet werden. Dazu ist es notwendig, dass jedes Muskeltrainingsprogramm Übungen

- *sowohl für die Extremitäten- als auch Rumpfmuskulatur,*
- *für die Ausbildung beider Körperseiten,*

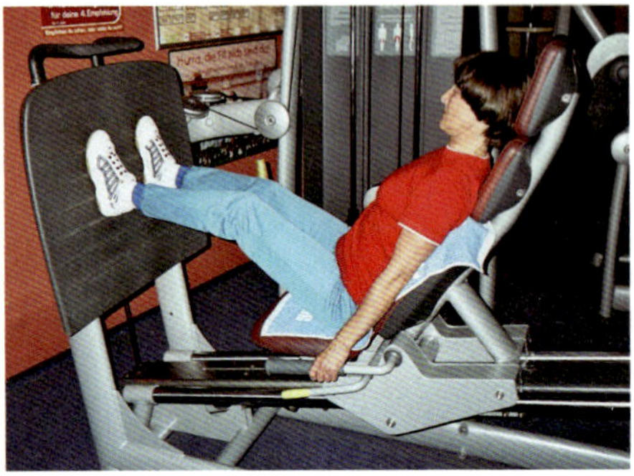

**Abb. 22:** Beinpresse

- *sowohl für die Agonisten/Synergisten (z. B. Rumpfstreckmuskulatur) als auch ihrer Antagonisten (z. B. Rumpfbeugemuskulatur) enthält.*

Die Begründung der Notwendigkeit dieser Muskeltrainingsgestaltung ist in der gesundheitlichen Bedeutung der Ganzkörpermuskulatur gegeben.

Die harmonische Ausbildung aller größeren Muskelgruppen ist eine entscheidende Voraussetzung für die Aufrechterhaltung bzw. Wiederherstellung des arthromuskulären Gleichgewichts. Wird der Übungsvielseitigkeit nicht entsprochen, besteht die Gefahr des Entstehens muskulärer Dysbalancen, die ihrerseits gestörte Gelenkfunktionen hervorrufen und die Belastbarkeit des Halte- und Bewegungsapparates herabsetzen. Erfolgt beispielsweise trainingsbedingt eine verstärkte Kräftigung der unteren Rücken- und Hüftbeugemuskulatur bei gleichzeitiger Vernachlässigung der Bauch- und Gesäßmuskulatur, führt das zu einem muskulären Ungleichgewicht in der Becken-Lendenwirbelsäulenregion mit verstärkter Hohlkreuzbildung und verminderter Belastungsverträglichkeit.

Der Gesamtkörpermuskulatur kommt auch aus der Sicht des Stoffwechselgeschehens wesentliche gesundheitliche Relevanz zu, da sie entscheidend den Energieumsatz mitbestimmt. Je mehr Muskelmasse vorhanden ist, desto größer ist der Kalorienverbrauch in Ruhe (Grundumsatz) wie auch bei Bewegung (Leistungsumsatz), und umso wirksamer kann folglich zum Erhalt des Stoffwechselgleichgewichtes beigetragen und damit dem Übergewicht entgegengewirkt werden.

Ebenso beeinflusst der Zustand der Gesamtkörpermuskulatur die Herz-Kreislauffunktion maßgeblich. Je besser beispielsweise die Kapillarisierung und aerobe Kapazität der gesamten Skelettmuskulatur ausgeprägt sind, desto geringer ist – aufgrund reduzierten peripheren Blutbedarfs – u. a. die erforderliche Herzarbeit in Ruhe bzw. bei submaximaler muskulärer Belastung. Es kommt dadurch zu einer Herzmuskelentlastung bzw. -schonung.

*Ein **zweiter Aspekt** der Übungsbreite und -vielfalt beim GMT bezieht sich auf die einzelnen Muskel-Gelenkregionen. Hier ist zu fordern, dass stets verschiedene Übungen bzw. Übungsvarianten für den gleichen Muskel-Gelenkabschnitt zur Anwendung kommen.*

Die Begründung dafür, ist zum einen in der Überlastungsgefahr vor allem der passiven Strukturen des Halte- und Bewegungsapparates (u. a. Knorpel, Sehnen, Bänder) durch einseitiges Übungsgut zu sehen. Der Einsatz unterschiedlicher Übungen bzw. Übungsvarianten für den gleichen Muskel-Gelenkbereich bedingt aufgrund anderer Ausgangspositionen, Körperhaltungen, Winkelstellungen und/oder Bewegungsbahnen eine divergente Belastung des Binde- und Stützgewebes und beugt damit deren Überforderung vor. So existieren beispielsweise verschiedene Übungen für die Kräftigung der Kniegelenkstrecker (u. a. Kniebeugen, Beinstrecken an Beinschwinge, Beinstrecken an Beinpresse) (vgl. Abb. 21 u. 22) bei denen trotz Belastung der gleichen Muskulatur (hauptsächlich M. quadriceps) die Kniegelenkbeanspruchung (u. a. Dominanz von Roll- oder Gleitbewegung zwischen Femur und Tibia; Primat von Druck- oder Schubbelastung) wesentlich verändert ist.

Zum anderen können nur durch Übungsvielfalt die jeweiligen Muskelgruppen umfassend trainiert werden. So sind beispielsweise für die harmonische Ausbildung aller Teile der geraden Bauchmuskulatur zwei Basisübungen notwendig. Während das Rumpfeinrollen („Crunches") mehr die oberen Abschnitte entwickelt, bedarf es für die optimale Ausprägung der unteren Anteile der Bauchmuskulatur der Übung „Beckenlift" (vgl. Abb.

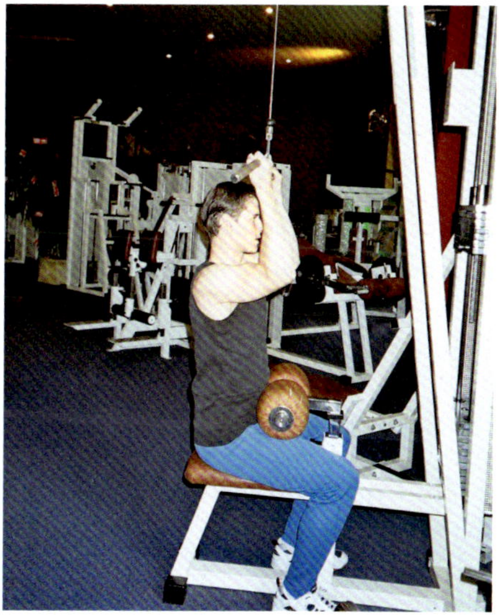

**Abb. 23:** Latissimusziehen im Kammgriff

16 u. 17). Bekannt ist auch, dass die harmonische Entwicklung der Armbeugemuskulatur einen bewussten Wechsel der Griffart u. a. beim Klimmziehen bzw. Latissimusziehen erfordert. Während der Bizeps (M. biceps brachii) im Kammgriff (Untergriff) (vgl. Abb. 23) seine größte Kraft entwickelt und damit am wirksamsten trainiert wird, ist das bei den übrigen Armbeugern (M. brachialis, M. brachioradialis) im Ristgriff (Obergriff) (vgl. Abb. 24) der Fall.

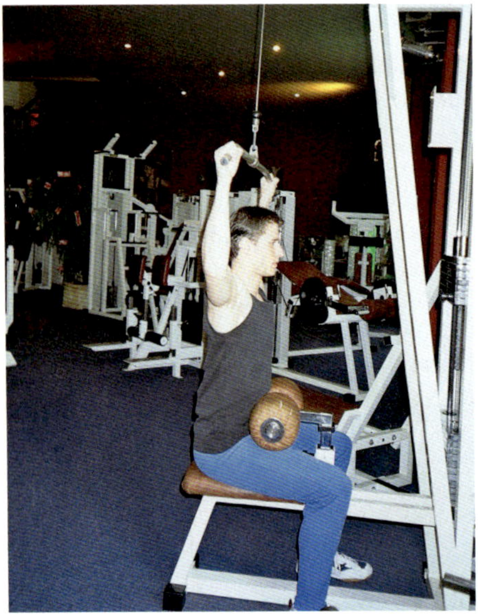

**Abb. 24:** Latissimusziehen im Ristgriff

Darüber hinaus tragen Übungsvielfalt und -breite dazu bei, dass immer wieder neue, ungewohnte Trainingsreize gesetzt werden, was eine hohe Anpassungsfähigkeit der Muskulatur auf Dauer gewährleistet und zugleich der Trainingsmonotonie entgegenwirkt. Nicht zuletzt können nur durch vielfältiges Übungsgut Kraft*fähigkeiten* ausgeprägt werden. Also transferable Muskelkräfte, die effektiv auf Alltagsbewegungen übertragbar und im Rahmen der Alltags- bzw. Berufsmotorik bestmöglich nutzbar sind.

## 3.6 Prinzip der Muskelkräftigung und Muskeldehnung

*Jedes GMT-Programm sollte neben der Muskelkräftigung auch Dehnungsübungen zur Förderung der Beweglichkeit beinhalten.* Die Begründung hierfür erfolgt häufig unter Bezug auf muskelphysiologische Erkenntnisse, nach denen es bei wiederholten intensiven Kontraktionen zu irreversiblen Kontraktionsrückständen kommt, wenn der Muskel nicht gedehnt wird. D. h., der Muskel kehrt nicht vollständig in seinen Ausgangszustand zurück, sondern verbleibt in einem passiven Verkürzungszustand, der sich durch regelmäßiges Krafttraining potenzieren kann.

Wie neuere Untersuchungen zeigen, lässt sich diese These, die primär auf laborexperimentellen Befunden von isolierten Muskelfasern des Frosches beruht und ungerechtfertigterweise auf das Verhalten der menschlichen Skelettmuskulatur unter natürlichen Bedingungen übertragen wurde, so nicht halten (Klee 1994).
Krafttrainingsbedingte Beweglichkeitseinschränkungen sind vor allem dann nicht zu erwarten, wenn beim Üben

- die gesamte natürliche (physiologische) Bewegungsamplitude in Anspruch genommen wird,
- eine ausgewogene Beanspruchung von Agonisten/Synergisten und Antagonisten erfolgt,
- die Muskulatur angemessen beansprucht wird.

**Dehnung Arm-, Schulter- und Brustbereich**

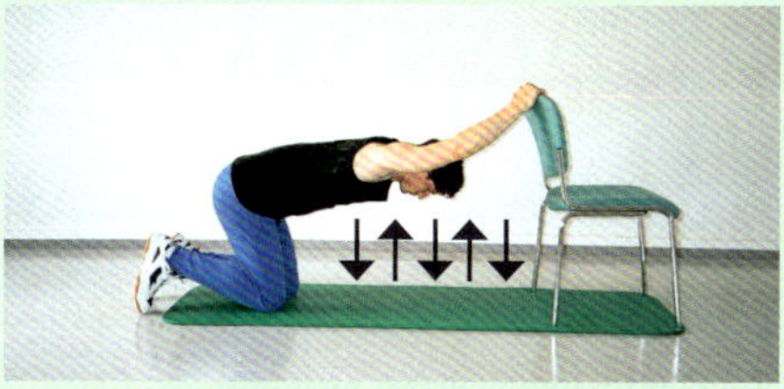

**intermittierendes Dehnen**
(dynamisches Dehnen):
*gefühlvolles Federn im endgradigen Gelenkamplitudenbereich*
- Rumpfwippen (20–30-mal) nach unten

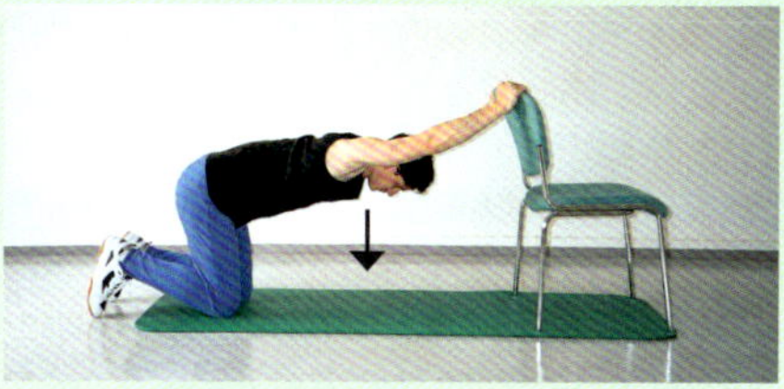

**permanentes Dehnen**
(statische Dauerdehnung):
*Halten der Dehnposition (ohne Federn)*
- Rumpf nach unten drücken und 20–30 sec in Dehnstellung verharren

**Abb. 25:** Dehnungsarten

Eine derartige Trainingsgestaltung sichert, dass die die normale Muskellänge aufrechterhaltenden Dehnreize beim Kräftigen selbst erfolgen, das arthromuskuläre Gleichgewicht gesichert wird und beweglichkeitsbeeinträchtigende muskuläre Überlastungsreaktionen (u. a. „Muskelsteifheit") vermieden werden können. Auf die dennoch zu beachtende Notwendigkeit der Muskeldehnung im Rahmen des Krafttrainings weisen vor allem die nachfolgenden drei Aspekte:

- Muskeldehnungen können als das Krafttraining vorbereitende Maßnahmen genutzt werden. Vor allem aktive intermittierende Dehnübungen (nicht ruckartig, sondern gefühlvoll, fließend, kontrolliert ausgeführt) sind hier von Bedeutung (vgl. Abb. 25). Mit ihrer Hilfe können die Muskel-Gelenkabschnitte durch adäquate neuromuskuläre Beanspruchungen sowie Förderung von Muskel- und Gelenkstoffwechsel allmählich und anforderungsgerecht auf die nachfolgenden intensiveren Kraftbelastungen vorbereitet werden. Darüber hinaus profitieren besonders auch verkürzte Muskeln von einleitenden Dehnmaßnahmen, da diese nachweislich zu wesentlichen Verbesserungen des Bewegungsausmaßes im betreffenden Gelenk führen. Dadurch stehen im nachfolgenden Krafttraining größere Gelenkamplituden bei der Bewegungsausführung zur Verfügung, was die Kraftentfaltung unterstützt, zur Verletzungsprophylaxe beiträgt und zugleich wiederum die Gelenkbeweglichkeit selbst fördert.
- Muskeldehnmaßnahmen sind unverzichtbar, um den oftmals verhaltensbedingten (u. a. durch langes Sitzen) Beweglichkeitseinschränkungen entgegenwirken zu können. Den dabei vorliegenden Muskelverkürzungen und

damit verbundenen muskulären Dysbalancen, die sich negativ auf Körperhaltung auswirken und Seh-nen- bzw. Muskelverletzungen provozieren, ist mittels der Muskelkräftigung allein nicht ausreichend zu begegnen. Die Begründung hierfür ist u. a. in der Erkenntnis gegeben, dass ein verkürzter Muskel reflektorisch seinen Antagonisten hemmt. Dadurch kann dieser nicht optimal über die gesamte Bewegungsamplitude gekräftigt und deshalb nicht zur Beseitigung des Muskelungleichgewichtes beigetragen werden. Erst eine regelmäßige, gezielte Dehnung der Muskulatur kann hier die Defizite vermindern bzw. beheben. Wie Analysen zeigen, sind mittels verschiedener Dehnungstechniken (u. a. intermittierende, permanente und postisometrische) (vgl. Abb. 25) wesentliche Beweglichkeitsverbesserungen erreichbar, ohne dass gegenwärtig von einer eindeutigen Überlegenheit einer Dehnungsart ausgegangen werden kann.

- Die Notwendigkeit der in Verbindung mit der Kräftigung erfolgenden Dehnung ergibt sich auch aus ihrer erholungs- und entspannungsfördernden Wirkung, was vor allem in der Abwärmphase („cool-down") bedeutsam ist. Für die Beschleunigung lokaler Regenerationsprozesse (besonders im Muskel) ist dabei der intermittierenden Dehnung der Vorzug zu geben. Der für diese Methode typische rhythmische Wechsel von Dehnung und Entdehnung trägt u. a. effizient zur Normalisierung der Durchblutungsverhältnisse, zum Abbau von Stoffwechselendprodukten und zur energetischen Wiederherstellung im Muskel bei. Aus der Sicht der allgemeinen psychophysischen Entspannung ist dagegen eher die permanente Dehnung die Methode der Wahl. Es ist davon auszugehen, dass man sich nach dem Aufrechterhalten einer relativ intensiven Dehnungsspannung alles in allem gelöster fühlt, weil sich die „normale" Muskelspannung weniger deutlich bemerkbar macht. Darüber hinaus unterstützen insbesondere die bei der statischen Dehnung möglichen Dehnlagerungen die allgemeine Relaxation und bieten einen zusätzlichen Erholungseffekt für den passiven Halte- und Bewegungsapparat (vgl. Abb. 26).

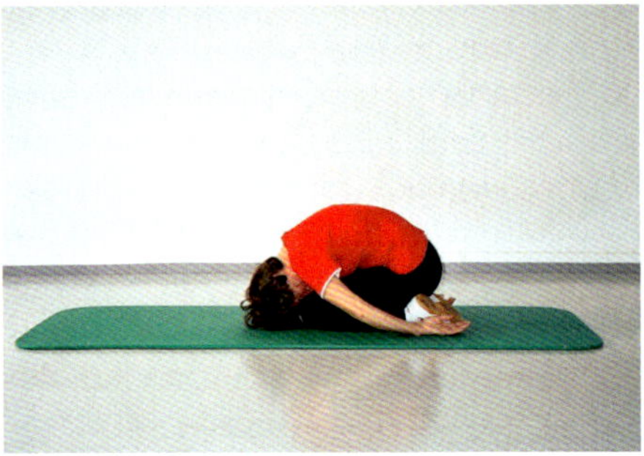

**Abb. 26:** Dehnlagerung

Auch wenn die Zusammenhänge zwischen Muskelkräftigung und -dehnung noch weiterer Abklärung bedürfen, ist festzustellen, dass im Rahmen des GMT die Potenzen des Krafttrainings für Gesundheit, Wohlbefinden und allgemeine Leistungsfähigkeit nur dann optimal ausgeschöpft werden können, wenn es in Einheit mit Maßnahmen der Muskeldehnung geplant und verwirklicht wird.

## 3.7 Prinzip der Norm- und Befindlichkeitsbezogenheit

Normorientiertheit im hier gebrauchten Sinne bezieht sich im GMT vor allem auf die für die jeweilige Körperübung geforderte, äußerlich sichtbare normative Bewegungsausführung (Bewegungsnorm) wie auch die normative Belastungsgestaltung (Belastungsnormative). Befindlichkeitsbezogenheit beinhaltet dagegen zum einen das subjektive innerliche Wahrnehmen bzw. Erleben des normgerechten Übungsvollzuges (innere Bewegungswiderspiegelung) und zum anderen die subjektive Verarbeitung der über die Belastungsnormative erreichten Belastung (Belastungs- bzw. Anstrengungsempfinden).

Die Normbezogenheit im GMT ist dabei eine notwendige, aber keine hinreichende Bedingung. Erst wenn gleichzeitig und gleichberechtigt die subjektive Widerspiegelung der normorientierten Bewegungs- und Belastungsgestaltung als wesentliches Kriterium für Trainingsqualität und -quantität mit Beachtung findet, kann der Zielstellung des GMT entsprochen werden.

*Aus der Sicht der einzelnen Körperübung,* genauer gesagt des ihr zugrunde liegenden Bewegungsvollzuges, *verlangt der Grundsatz vom Lehrenden und Übenden, den Zusammenhang von Außen- und Innensicht der Bewegung herzustellen und bei der praktischen Ausführung umzusetzen.* Ziel muss es sein, bei der Übungsabsolvierung die jeweils vorgegebene äußere Bewegungsform, die mittels räumlicher, zeitlicher und dynamischer Merkmale objektiv gekennzeichnet ist, durch ein adäquates subjektives inneres, auf eigenen Wahrnehmungen und Vorstellungen beruhendes Bild von der Bewegung normgerecht zu realisieren und zu kontrollieren.

Um dies erreichen zu können, bedarf es eines Lernprozesses, in dem nach und nach die Außensicht der Bewegung zu einem stimmigen inneren Bewegungsabbild transformiert wird. Für eine effektive Gestaltung dieses Lernprozesses ist eine bloße Beschreibung, Erklärung oder Demonstration des jeweiligen Bewegungsablaufes unzureichend. Neben den Formhinweisen sind dem Übenden vor allem die mit der Bewegung verbundenen interozeptiv bedingten Wahrnehmungen zu vermitteln. Er sollte nicht nur wissen, wo was sein soll, sondern auch fühlen, wo was ist. Hierbei bieten sich besonders *drei wahrnehmungsaktualisierende bzw. -lenkende methodische Zugänge* an.

Ein erster ist in Form des so genannten *kontrastierenden Übens* gegeben. Das bedeutet, man setzt Bewegungskontraste in räumlicher, zeitlicher und/oder dynamischer Hinsicht. Über dieses Kontrastieren nimmt der Übende die Bewegungsparameter bewusster wahr, was zur Vervollkommnung der Innensicht der Bewegung beiträgt. Beispielsweise kann

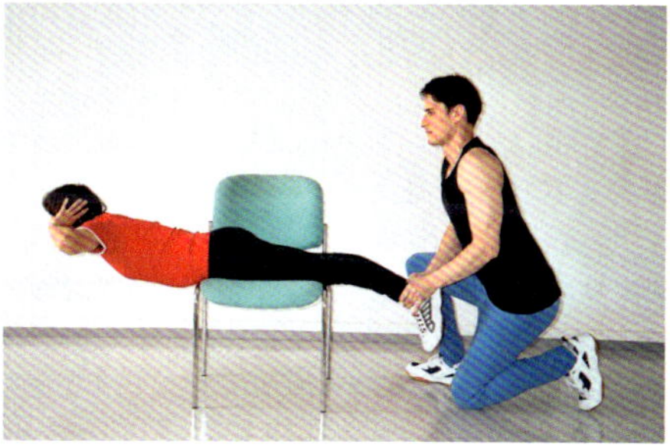

**Abb. 27:** Rumpfheben aus Bauchlage

man die räumlichen Parameter beim Rumpfheben aus der Bauchlage bei erhöhter Beckenlagerung (vgl. Abb. 27) kontrastieren, indem man einem nur geringen Anheben des Oberkörpers einerseits die Überstreckung andererseits gegenüberstellt und auf diese Weise das „Gefühl" für die dazwischenliegende korrekte Bewegungsausführung bis zur Horizontalen entwickelt.

Eine zweite Möglichkeit, die für die jeweilige Bewegung wesentlichen Wahrnehmungen zu verdeutlichen, beruht auf der Verkettung und der damit verbundenen Kompensierbarkeit der Analysatoren untereinander. D. h., bei Ausfall eines Analysators werden die übrigen intensiver angesprochen, um das entstandene Informationsdefizit auszugleichen. Unter Nutzung dieser Gesetzmäßigkeit können beispielsweise durch *Ausschaltung des optischen Analysators* (geschlossene Augen) bei der Übungsausführung besonders die mit der Muskelkontraktion einhergehenden Spannungsänderungen im Muskel bewusster wahrgenommen werden.

Einen dritten methodischen Zugang stellt die so genannte *„Gefühlsbeschreibung"* dar, die entweder bei der Bewegungsvermittlung vom Lehrenden oder aber vom Lernenden selbst erfolgen kann. Aufgabe des Lehrenden ist es, dem Übenden vor Bewegungsbeginn mitzuteilen, welche Wahrnehmungen beim Übungsvollzug wann und wo zu erwarten sind. Der Übende wird dadurch sensibilisiert. Er sucht während des Bewegens förmlich nach den vorab beschriebenen Wahrnehmungsinhalten, wodurch diese bewusster aufgenommen und verarbeitet werden. Bewährt hat sich, diese „Gefühlsbeschreibungen" in Form von „Ursache – Folge – Beziehungen" oder „Wenn – Dann – Zusammenhängen" vorzunehmen. Zur Verdeutlichung der Kraftübung „Kniebeugen" (vgl. Abb. 28) könnte beispielsweise eine solche Gefühlsbeschreibung wie folgt lauten: „Je mehr Du die Beine bei geradem Rücken kontrolliert beugst, desto mehr *Druck* fühlst Du auf der Fußsohle im Fersenbereich und desto mehr *Spannung* spürst Du im Oberschenkel und desto wirksamer kräftigst Du bei Schonung des Rückens Deine Oberschenkelmuskulatur". Ähnlich wie der Lehrende kann der Übende selbst nach Bewegungsende das bei der Übungsausführung Wahrgenommene verbalisieren. Neben der dadurch erreichten bewussteren Informationsverarbeitung durch den Lernenden, ergibt sich dabei für den Lehrenden die Möglichkeit, die Wahrnehmungsinhalte zu kontrollieren, Richtiges zu bekräftigen sowie Falsches zu korrigieren.

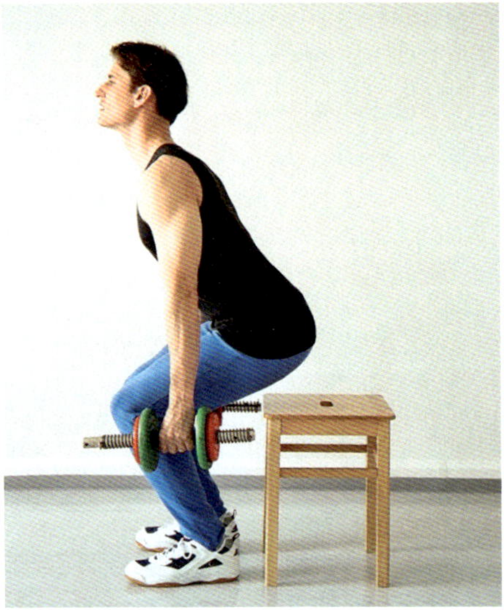

**Abb. 28:** Kniebeugen

Eine auf diesem Wahrnehmungslernen mit beruhende Bewegungsvermittlung ermöglicht ein schnelleres und qualitativ besseres Aneignen der Bewegungsstruktur der Körperübungen und schafft damit zugleich die Voraussetzungen für eine hohe Trainingswirksamkeit bei gleichzeitig verringerter Verletzungs- bzw. Schädigungsgefahr.

Die Norm- und Befindlichkeitsbezogenheit ist wie bereits einleitend angedeutet auch bei der Belastungsgestaltung im GMT von entscheidender Bedeutung. Eine an objektiven äußeren Kriterien (Belastungsnormative bzw. Belastungsfaktoren wie u. a. Belastungsintensität, -umfang, -dauer, -dichte) orientierte Belastungsdosierung stellt für eine wirksame Trainingsgestaltung im präventiven Bereich eine unverzichtbare Voraussetzung dar. Gleichzeitig kommt jedoch gerade hier auch der Beachtung der subjektiven Belastungsverarbeitung und der damit verbundenen Befindlichkeit entscheidende Bedeutung zu.

So muss das GMT neben dem Erhalt bzw. der Verbesserung physiologischer bzw. motorischer Größen (beispielsweise Muskelmasse und -kraft) stets die Auswirkungen auf das subjektive Befinden berücksichtigen. *Demzufolge hat die normorientierte Belastungsgestaltung zu gewährleisten, dass das Training insgesamt als subjektiv angenehm und wohltuend empfunden bzw. erlebt wird.* Der Übende sollte gefordert werden, ohne sich überfordert zu fühlen. Er sollte belastet werden, ohne es als überlastend zu empfinden. Er sollte sich anstrengen müssen, ohne dabei den Eindruck der Überanstrengung zu haben. Das Training muss das Gefühl verleihen, etwas geleistet zu haben und das Geleistete muss mit einer als angenehm und zufriedenheitsgebend empfundenen Beanspruchung verbunden gewesen sein. Wie Untersuchungen zeigen, ist das im Allgemeinen bei einem subjektiven Belastungsempfinden „mittel“ bzw. „mittel bis schwer“ (und nicht bei „schwer“ bzw. „sehr schwer“) der Fall.

*Nur eine GMT-Gestaltung, die sowohl norm- als auch befindlichkeitsbezogen ist, kann neben den körperlichen auch gleichwertig die psychischen Gesundheitsressourcen stärken und damit dem Anspruch auf umfassende Förderung des psychophysischen Leistungsvermögens und Wohlbefindens und damit der Gesundheit gerecht werden.*

Gleichzeitig werden erst dadurch die Voraussetzungen für ein dauerhaftes, lebensintegriertes Training geschaffen. Darauf verweisen u. a. Studien zur Sportpartizipation, wonach die Abbrecherquoten in Kursen des allgemeinen Fitnesstrainings dann besonders hoch sind, wenn sie rein bzw. nahezu ausschließlich funktional ausgerichtet sind, d. h. vorrangig physiologische, nicht aber emotionale und motivationale Gesichtspunkte berücksichtigen. Andererseits ist die Wahrscheinlichkeit einer dauerhaften Bindung an sportliche Aktivitäten umso größer, je mehr die nur langfristig erreichbaren physiologischen Effekte durch kurzfristige, in der aktuellen sportlichen Situation erreichbare Ziele, zu denen u. a. auch die positive Befindlichkeit und Zufriedenheit zählen, überlagert werden (Brehm/Pahmeier/Tiemann 2001).

Nicht zuletzt ermöglicht eine Belastungsgestaltung, die in wechselseitiger Abgestimmtheit von objektiven Belastungsnormativen und subjektiven Belastungs- bzw. Anstrengungsempfinden erfolgt und längerfristig beibehalten wird, eine allmähliche Sensibilisierung des Trainierenden für den adäquaten Belastungsbereich. Mit anderen Worten, die objektiven Belastungskriterien sollten nicht nur zur gezielten Steuerung der Trainingsbelastung genutzt werden, sondern zugleich auf die Erreichung des entsprechenden „Belastungsgefühls" beim Übenden für ein primär über die Körperwahrnehmung reguliertes Training ausgerichtet sein. *Durch die Auswertung der subjektiven Belastungsempfindungen im Zusammenhang mit den objektiven Belastungsparametern ist das „Gespür" für die zweckmäßige Belastungshöhe zu vervollkommnen.* Der Übende entwickelt so die Fähigkeit, Änderungen der Belastungsdosierung in ihrer Wirkung auf den Körper einzuschätzen sowie Änderungen des Trainingszustandes mit adäquater Modifikation der Belastungsdosierung zu beantworten. Es vollzieht sich ein Übergang von der normorientierten zur primär befindlichkeitsbezogenen Belastungssteuerung. Die durch Wahrnehmungsschulung bewusst verinnerlichten Wirkungen, die aus den äußeren Belastungsnormen resultieren, werden in Form von Körper(beanspruchungs)erfahrungen zum entscheidenden Belastungsregulativ. Auf diesem Weg kann zur Herausbildung der Kompetenz zu einer vorrangig intuitiv gesteuerten angemessenen und wirksamen Belastungsdosierung im GMT beigetragen werden, was vor allem für ein zu forderndes lebensintegriertes, selbstständiges Trainieren (u. a. Heimtraining) als unabdingbar anzusehen ist.

## 3.8 Prinzip der altersadäquaten Belastungsgestaltung

Im langfristigen Leistungsaufbau des Leistungssportlers ist die Belastungsgestaltung vorrangig auf eine ständige Erhöhung der Trainingsbelastung (Prinzip der Belastungsprogression) ausgerichtet, was unverzichtbar ist, um eine trainingswirksame Reizsetzung auf Dauer erreichen und dadurch stetige leistungssteigernde organismische Adaptationen (Anpassungsmaximierung) sichern zu können. Präventiv ausgerichtete sportliche Aktivitäten im Allgemeinen und das GMT im Besonderen verlangen dagegen nach einer altersadäquaten Belastungsgestaltung, die neben der *Belastungssteigerung* gleichberechtigt die Aspekte des längerfristigen *Belastungserhaltes* und der *Belastungsvariation* einschließt.

Die Forderung nach ständig steigenden Belastungen kann unter präventivem Gesichtspunkt als durchgängiges Prinzip nur auf die Wachstumsperiode und das körperliche Höchstleistungsalter bezogen werden. *Für das GMT ist abzuleiten, dass kontinuierliche Belastungserhöhungen vor allem für das Jugendalter (insbesondere die Adoleszenz) sowie das frühe Erwachsenenalter (bis etwa 30–35 Jahre) erstrebenswert sind.* In diesen Altersbereichen geht es beispielsweise mittels der Kraftbelastungen darum, zur aus gesundheitlicher Sicht individuell bestmöglichen Entwicklung der organismischen Anlagen beizutragen (schonende Anpassungsoptimierung). Für die Erreichung dieser Zielstellung ist eine systematische Erhöhung der Belastungsanforderungen unumgänglich. Die Notwendigkeit ergibt sich unabhängig vom

Niveau des erreichten Leistungsstandes. Leistungszuwachs und damit verbundene Verbesserungen organismischer Funktionstüchtigkeit sind auch auf geringem bis mittlerem Leistungsniveau stets an das Wirken des Widerspruchsgesetzes, d. h. an den Widerspruch zwischen den funktionellen Möglichkeiten und den sie übersteigenden psychophysischen Beanspruchungen gebunden.

Jenseits des Höchstleistungsalters, wo die Periode maximaler organismischer Adaptabilität überschritten ist, stellt sich die Situation anders dar. Setzt man den optimalen trainingsinduzierten Entwicklungsstand der psychophysischen Leistungsfähigkeit nach Erreichen der Maturität (körperliche Vollreife) und den unmittelbar folgenden Jahren voraus, so besteht anschließend aus gesundheitlichen Erfordernissen keine Notwendigkeit der weiteren, aufgrund allmählich abnehmender Trainierbarkeit nur mit höheren Trainingsaufwendungen erreichbaren Leistungssteigerung. Im mittleren und höheren Lebensalter, steht nicht mehr die Verbesserung der Leistungs- und Funktionsfähigkeit des Organismus im Vordergrund, sondern hier geht es zunächst um die längerfristige Stabilisierung des erreichten Niveaus (Anpassungsstabilisierung) und in späteren Jahren um die markante Verzögerung des biologisch bedingten Niveauverlustes (Deadaptationsminimierung).

Zur Erreichung dieser Zielstellungen sind im GMT – bezogen auf längere Zeiträume – keine ständig steigenden Belastungsanforderungen vonnöten. *Vielmehr sollte die Belastungshöhe im Alternsgang so lange wie möglich – unter Voraussetzung einer daraus resultierenden gesundheitsfördernden Beanspruchung – aufrechterhalten werden.*

Für die langfristige Sicherung der Leistungs- und Funktionsstabilisierung im fortgeschrittenen Erwachsenenalter kommt neben dem Erhalt der Gesamtbelastung der Belastungsvariabilität wesentliche Bedeutung zu. *Durch das Variieren der Belastungsanforderungen (ohne deren Erhöhung) innerhalb des für das GMT vorgegebenen Gesamtbelastungsrahmens kann dem Abstumpfen der Trainingsreize entgegengewirkt, die adaptogene Effizienz bewahrt und damit zum Erhalt der Trainingseffektivität beigetragen werden.*

Die Belastungsvariabilität ist im GMT beispielsweise durch den Wechsel der Körperübungen, die Variation der Ausführungsweise der jeweiligen Körperübung bzw. ihrer Ausführungsbedingungen oder die Veränderung der Art des Übungswiderstandes (konstanter oder variabler) zu erreichen. So kann die für die korrekte Körperhaltung wichtige obere Rückenmuskulatur (vor allem Trapezmuskel und Rautenmuskeln) u. a. durch das Bankziehen in der Bauchlage mit Lang- bzw. Kurzhanteln (vgl. Abb. 29) oder durch das Armheben seitlich in der Bauchlage mit Kurzhanteln (vgl. Abb. 30) gekräftigt werden. Der

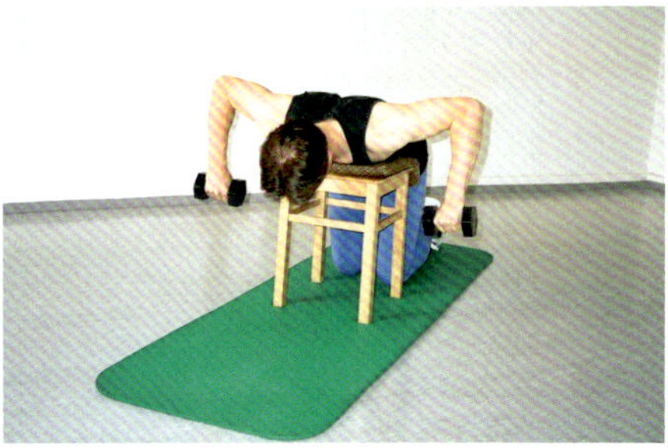

**Abb. 29:** Bankziehen

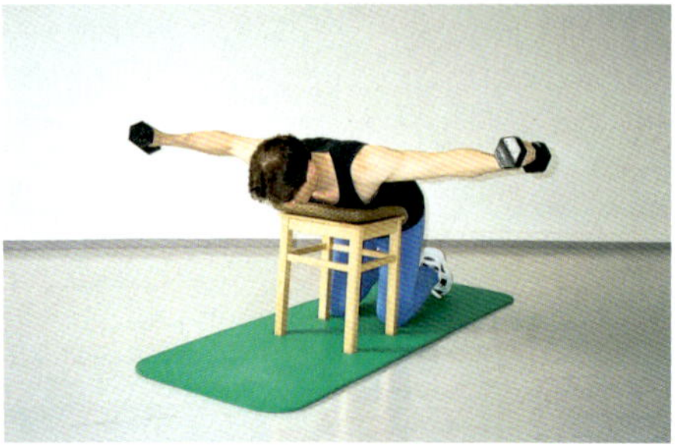

**Abb. 30:** Armseitheben

hierbei vorliegende konstante Widerstand (Hantel) lässt sich beim Rudern (sitzend o. stehend) durch einen variablen Widerstand (Gummiseil) ersetzen. Das Rudern seinerseits kann beispielsweise mit am Körper enganliegenden Ellenbogen oder abgespreizten Ellenbogen (vgl. Abb. 31a u. b) realisiert werden und zusätzlich ermöglicht die Nutzung unterschiedlicher Griffhaltungen (Kamm-, Rist- oder Neutralgriff) die notwendige Belastungsvariation.

Auch das bewusste Nutzen der Veränderung der Belastungsstruktur über bestimmte Belastungsfaktoren innerhalb der für das GMT verfügbaren Bandbreite unterstützt das Aufrechterhalten der Trainingswirksamkeit. So sollten beispielsweise bei der Muskelkräftigung die in bestimmten Grenzen gegebenen Möglichkeiten der Modifikation der Belastungsintensität (Widerstandshöhe zwischen 40–60% der individuellen Maximalkraft) und des damit im Zusammenhang stehenden Belastungsumfangs (Anzahl der Übungswiederholungen je Serie zwischen 15 und 25) ausgeschöpft werden. Neben der dadurch erreichbaren Anforderungsvariation, kann damit gleichzeitig die Wirkungsrichtung des GMT über eine bestimmte Zeit stärker auf die Ausdauer- bzw. Kraftkomponente gelenkt werden, was wiederum die Trainingseffektivität begünstigt.

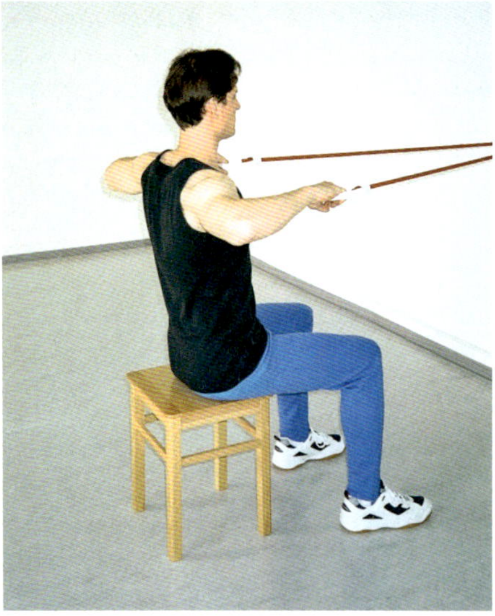

**Abb. 31a:** Rudern mit abgespreizten Ellenbogen

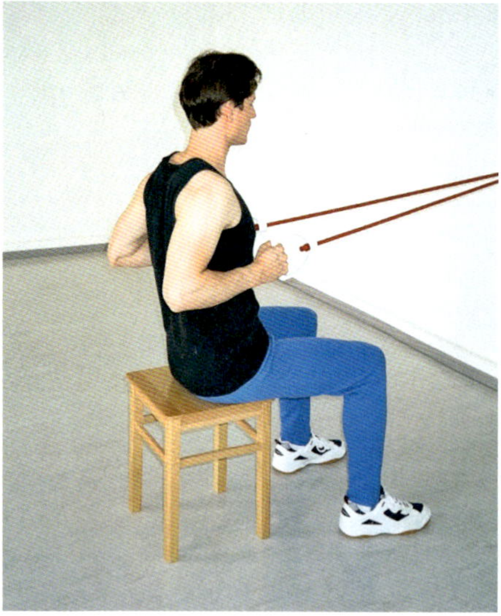

**Abb. 31b:** Rudern mit anliegenden Ellenbogen

Ein gänzlicher Verzicht auf den Aspekt der ansteigenden Belastung ist jedoch auch im mittleren und höheren Erwachsenenalter nicht vertretbar, da oftmals zeitweilig (kurz- bzw. mittelfristig) und partiell (auf bestimmte Körperregionen bzw. Muskelgruppen bezogen) in besonderen Situationen Belastungserhöhungen unumgänglich sind. So kann es beispielsweise durch Verletzungen, Erkrankungen, Berufspflichten und andere soziale Komponenten zur zeitweiligen Unterbrechung der Ausübung des GMT insgesamt oder bezogen auf einzelne Körperregionen und damit verbunden zu erheblichen globalen oder lokalen muskulären Leistungsdefiziten kommen. Um das ursprüngliche Leistungsniveau wiedererlangen zu können (Readaptionsoptimierung), ist hier über einen gewissen Zeitraum ein Üben mit allmählich ansteigenden Belastungsanforderungen notwendig, was auch durch die Begriffswahl „Auftrainieren" zum Ausdruck gebracht wird.

Die Steigerung der Belastung im GMT kann über verschiedene Belastungsfaktoren erfolgen und muss die Einheit und Wechselbeziehung ihrer Wirkung beachten. Dabei kommt der *umfangsbezogenen Belastungserhöhung,* die vor allem über Belastungsumfang und -dauer (u. a. Erhöhung der Übungszahl oder Serienzahl je Übung bzw. Wiederholungszahl pro Serie) und Trainingshäufigkeit realisiert werden kann, vorrangige Bedeutung zu. Sie ist die Voraussetzung für eine Steigerung der Trainingseffizienz auf der für das GMT notwendigen gesamten gesundheitsrelevanten Wirkungsbreite und damit für das Erreichen der angestrebten komplexen organismischen Adaptationen. Darüber hinaus verbessert die umfangsbetonte Belastungserhöhung die individuelle Belastbarkeit, wodurch Überbeanspruchungen und damit verbundenen Gesundheitsgefährdungen vorgebeugt werden kann.

Die Ausführungen zeigen, dass dem Prinzip der altersadäquaten Belastungsgestaltung – in Einheit seiner drei Hauptaspekte Belastungssteigerung, -erhalt und -variation – für das Erreichen der Zielstellungen des GMT wesentliche Bedeutung beizumessen ist.

# 4 Heim-GMT

Wie im zweiten Abschnitt des Buches erläutert, besitzt das GMT eine Wirkungsbreite wie kaum eine andere Maßnahme. Neben Verbesserung von Figur, Körperhaltung, Mobilität, körperlichem und seelischem Wohlbefinden kann Übergewicht, Gelenk- und Rückenbeschwerden, Osteoporose, Diabetes, Fettstoffwechselentgleisungen und Störungen der Herz-Kreislauffunktion entgegengewirkt werden.
Diese Effekte setzen ein regelmäßiges, lebensintegriertes Training voraus. Das GMT kann dabei als Gruppen- wie auch Einzeltraining, mit oder ohne Trainingsmaschinen beispielsweise im Fitnessstudio oder Sportverein erfolgen. Besonders geeignet ist jedoch aufgrund der günstigen Aufwand-Nutzen-Relation das Heimtraining.

## 4.1 Hoher Nutzen bei geringem Aufwand

Das Heim-GMT lässt sich problemlos ohne großen Aufwand in den Alltag einordnen. *Es ist zeitsparend (keine Wegezeiten zu Fitnessstudio oder Sporthalle, keine Wartezeiten an Trainingsmaschinen) sowie flexibel in Wochen- bzw. Tagesablauf einfügbar und damit an jedem Tag zu jeder Zeit sowie an nahezu jedem Ort ungestört ausführbar (zu Hause, im Büro, Garten oder Hotelzimmer).* Darüber hinaus kann es gut mit der Familie (Ehepartner, Kinder) oder Freunden betrieben werden. Da die meisten Übungen unter Nutzung des eigenen Körpergewichts (Eigenschwere von Extremitäten und Rumpf) realisierbar sind, bedarf es zudem keines nennenswerten finanziellen Aufwands (keine Studio-, Vereins-, Fahrt- und Gerätekosten). Für das Training benötigt man lediglich Stuhl oder Hocker, Decke, evtl. ein Gummiband (Theraband) und etwa zwei Quadratmeter Platz.

## 4.2 Was es zu beachten gilt

### Arztkonsultation

Wer mit dem GMT beginnt, sollte sich vollkommen gesund fühlen. Bei vorhandenen Beschwerden ist vor Aufnahme des Übens ein Arzt zu konsultieren. Auch wenn man über 35 Jahre alt ist und in den letzten Jahren keinerlei Sport getrieben hat, ist eine ärztliche Untersuchung vor Trainingsbeginn unbedingt ratsam.

### Trainingskleidung

Die Bekleidung muss weder teuer noch modisch ausgefallen sein. Wichtig ist, dass sie funktionell, d. h . nicht einengend, atmungsaktiv und bequem ist. Am zweckmäßigsten für das Üben ist eine Trainingshose und ein Langarmshirt. Bei höheren Temperaturen sind ein Gymnastikanzug bzw. Shorts und T-Shirt ausreichend. Bequeme Gymnastik- bzw. Sportschuhe komplettieren die Bekleidung.

### Was noch zu berücksichtigen ist

Unmittelbar vor dem Üben sollte nicht ausgiebig gegessen bzw. getrunken werden. Ein voller Magen trainiert nicht gern und kann die gesundheitsfördernden Wirkungen des GMT ins Gegenteil verkehren.
Bei Unwohlsein und Schmerzen das Üben einstellen bzw. gar nicht erst beginnen und gegebenenfalls einen Arzt konsultieren. Immer daran denken, der Schmerz ist ein Teil des Frühwarnsystems des Körpers und deshalb stets ernst zu nehmen.

Das Üben darf nicht unter Zeitdruck erfolgen. Zeitdruck beim Üben würde eine zusätzliche Stresssituation bedeuten. An Tagen, wo nur wenig Zeit zum Üben ist, sollte man lieber die Übungsanzahl verringern (Minimalprogramm) und dieses reduzierte Üben mit der nötigen Ruhe durchführen (vgl. Abschnitt 4.6.2).
Des Weiteren ist vielseitig zu üben. D. h., von Zeit zu Zeit sollte man bewusst die Übungen in ihrer Ausführung variieren bzw. durch andere Übungen ersetzen. Dadurch kann das GMT abwechslungsreich gestaltet und die Trainingswirksamkeit auf Dauer gesichert werden (vgl. auch Abschnitt 3.5 „Prinzip der Vielseitigkeit von Muskelbelastungen").

## 4.3 Gesundheitsgefährdende Übungen

Für das GMT sollten nur funktionelle Übungen ausgewählt werden, die tatsächlich die beabsichtigten Muskelgruppen physiologisch beanspruchen und jegliche Gesundheitsrisiken ausschließen (vgl. auch Abschnitt 3.4 „Prinzip der Funktionalität von Muskelbelastungen"). So sind beispielsweise die in den Abbildungen 32 bis 34 dargestellten Übungen

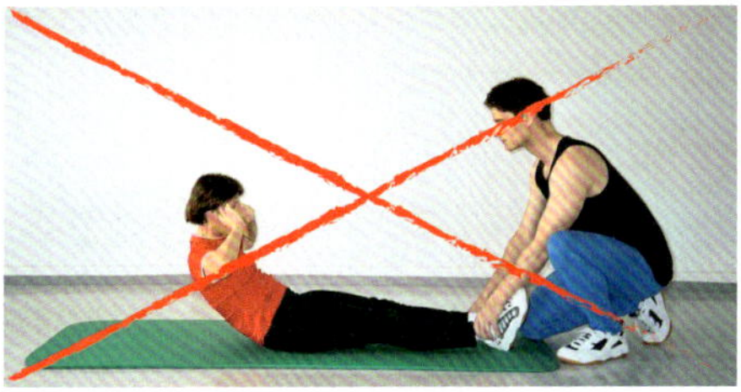

**Abb. 32:** „Sit-ups"

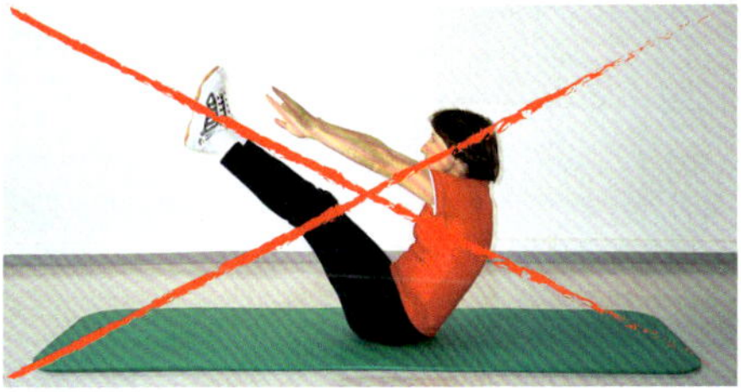

**Abb. 33:** Klappmesser

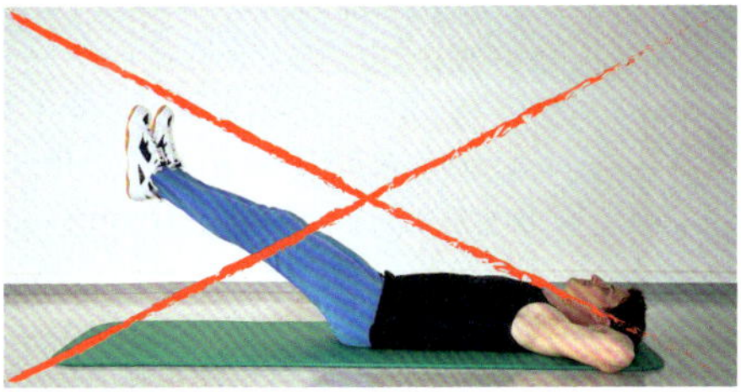

**Abb. 34:** Beinheben in Rückenlage

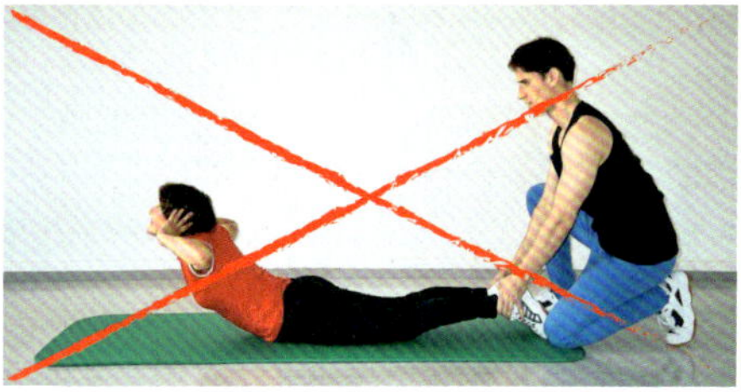

**Abb. 35:** Rumpfheben aus Bauchlage

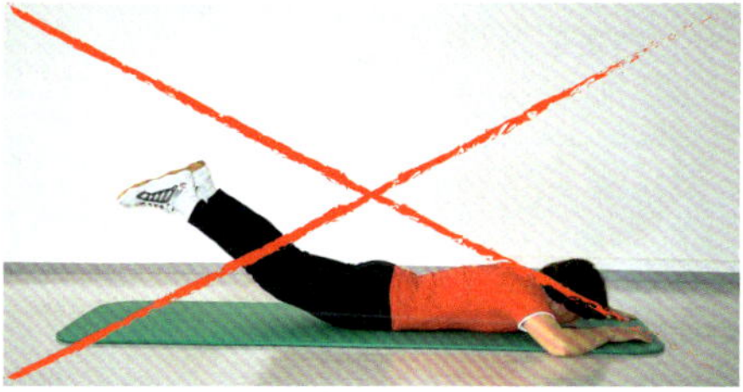

**Abb. 36:** Beinheben in Bauchlage

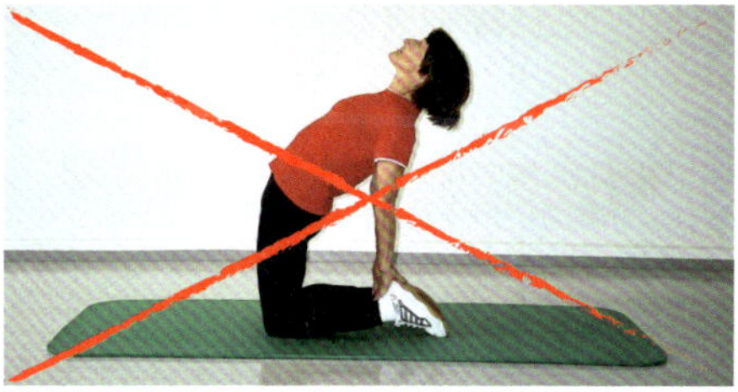

**Abb. 37:** Kamelstellung

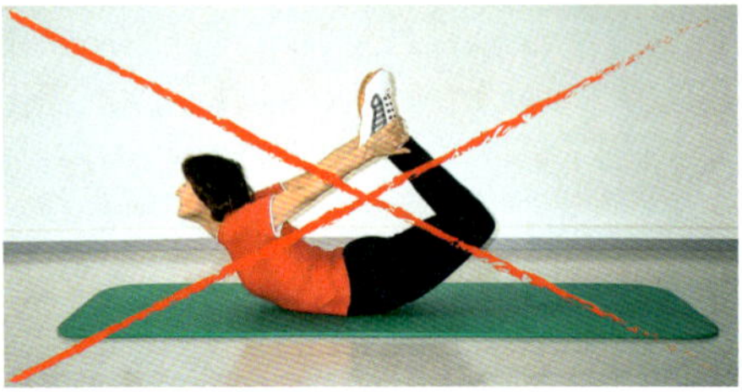

**Abb. 38:** Bauchwippe

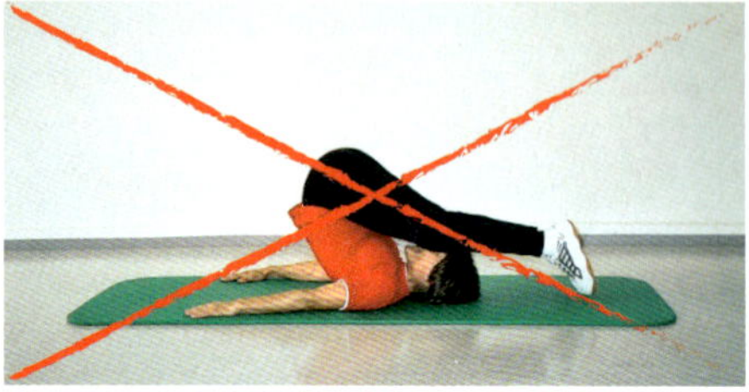

**Abb. 41:** Pflug

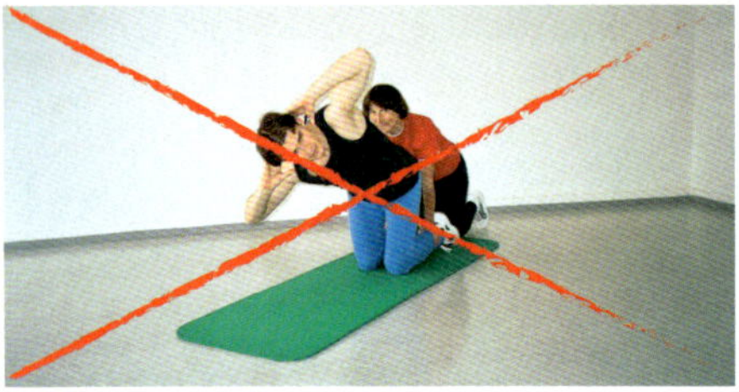

**Abb. 39:** Oberkörperrotation

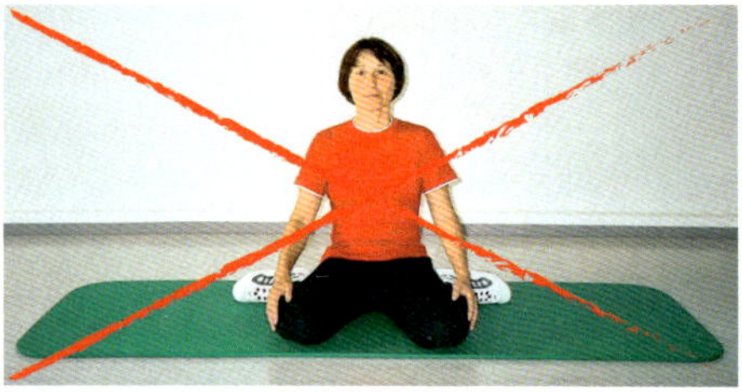

**Abb. 42:** Gesäßabsetzen

unfunktionell, da sie primär die Hüftbeuge- und nicht wie eigentlich gewollt die Bauchmuskulatur kräftigen und zudem die Lendenwirbelsäule strapazieren.
Darüber hinaus sollten alle Übungen mit extremen Körperstellungen – starke Überstreckungen, Verdrehungen, Beugehaltungen – gemieden werden, da sie vor allem Gelenke und Wirbelsäule gefährden (vgl. auch Abschnitt 3.3 „Prinzip der Binde- und Stützgewebeschonung“).

So können die in Abbildung 35 und 36 dargestellten Kräftigungsübungen und die Dehnübungen in Abbildung 37 und 38 aufgrund von Überstreckung der Wirbelsäule („Hohlkreuzstellung“) genauso wie die in Abbildung 39 dargestellte Übung bedingt durch die Rotation des freischwebenden Oberkörpers zur Schädigung vor allem der Lendenwirbelsäule führen.

Negativ-Beispiele für Dehnübungen mit extremen Beugestellungen zeigen die Abbildungen 40 und 41, wo es zu einer Gefährdung der Wirbelsäule durch mögliche Bänderüberdehnung und Überlastung kommen kann sowie die Übung in Abbildung 42, bei der die Kniegelenke durch unphysiologische Beanspruchung von Bändern und Menisken Schaden nehmen können.

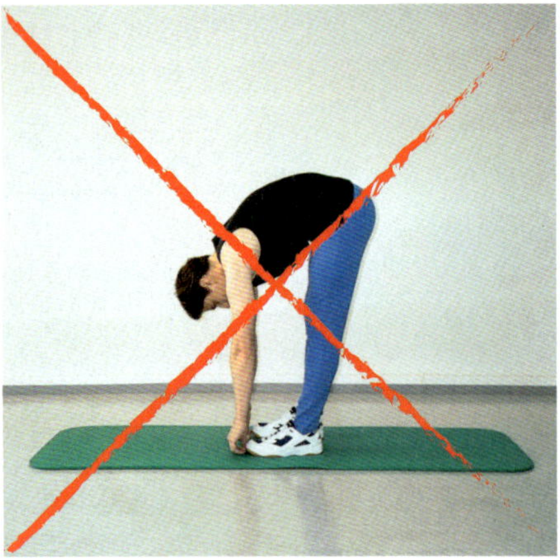

**Abb. 40:** Rumpfvorbeuge

## 4.4 Übungsdauer und -häufigkeit

Bei der Dauer und Häufigkeit des Übens sollte man sich stets von Folgendem leiten lassen: Ein GMT von relativ kurzer Dauer, das häufiger durchgeführt wird, bringt einen größeren Gesundheits- bzw. Leistungsgewinn als eine lange Übungseinheit, die nur selten absolviert wird.

Als günstigste Dauer einer GMT-Übungseinheit bieten sich 30 bis 60 Minuten an. Wird regelmäßig zwei- bis dreimal je Woche geübt, ist ein guter körperlicher Leistungsstand zu erwarten. Dabei sollten die Übungseinheiten gleichmäßig über die Woche verteilt sein. Also nicht an aufeinander folgenden Tagen trainieren. Ein wöchentlich einmaliges Üben trägt höchstens zum Erhalt des Leistungsvermögens bei. Man sollte ganz- und mehrjährig trainieren. Längere Unterbrechungen führen zu Leistungseinbußen. Es ist notwendig, dem GMT als lebensbegleitende Maßnahme – ähnlich wie dem Zähneputzen – einen festen Platz im Alltagsleben einzuräumen.

## 4.5 Grundlegender Aufbau einer Übungseinheit

Jedes GMT – so auch das Heimtraining – sollte aus Mobilisations- und Aufwärmungsteil, Kräftigungsteil, Dehnungsteil sowie Entlastungs- und Entspannungsteil bestehen und alle größeren Muskelgruppen des Körpers ausgewogen beanspruchen.

### 4.5.1 Mobilisations- und Aufwärmungsteil

**Gestaltungshinweise**

Die Mobilisations- bzw. Aufwärmübungen, die das GMT einleiten, stellen den Körper allmählich auf die nachfolgenden Belastungen ein (Erreichung von „Betriebsbereitschaft bzw. -temperatur") und beugen Verletzungen vor. Eine Mobilisations- bzw. Aufwärmphase von etwa 5 Minuten ist dazu ausreichend. Der weniger Geübte sollte jede Übung 20 bis 30 Sekunden ausführen. Für den regelmäßig Trainierenden sind 30 bis 60 Sekunden pro Übung das richtige Maß. Es ist auf ein nur mäßiges Übungstempo und auf eine natürliche, gleichmäßige Atmung während des Übens zu achten. Aus dem Übungsangebot sind die Übungen auszuwählen, die einem am meisten zusagen. Der Übungswechsel sollte ohne größere Pausen erfolgen.

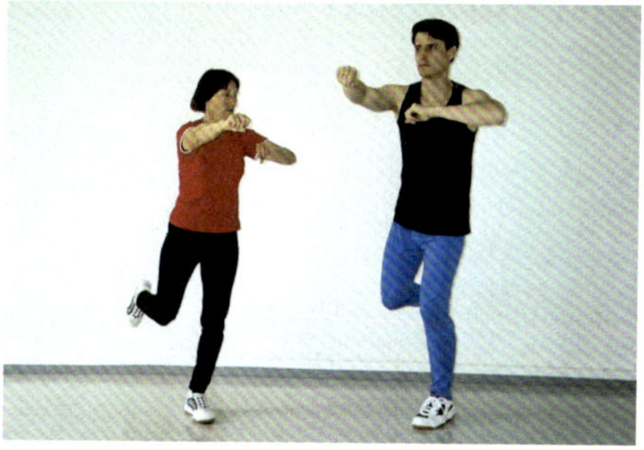

**Laufen mit Boxen**
lockeres Laufen auf der Stelle (auf Vorfuß) mit Armboxen nach vorn, oben, unten und zur Seite

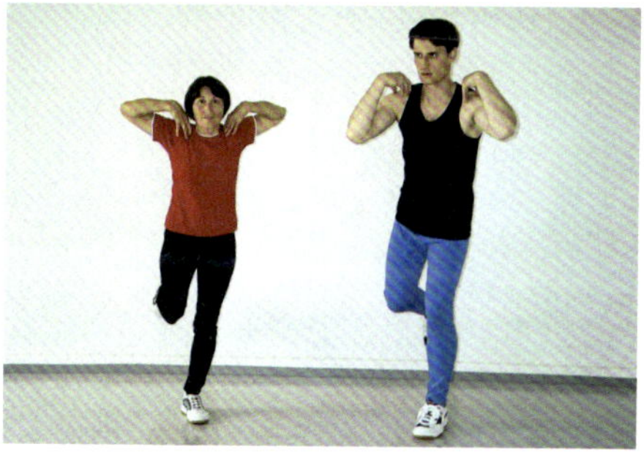

**Laufen mit Schulterkreisen**
lockeres Laufen auf der Stelle (auf Vorfuß) mit Schulterkreisen vor- und rückwärts

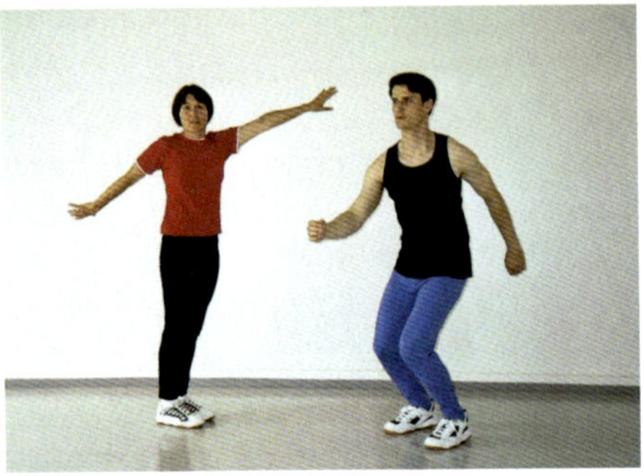

**Armpendelschwünge**
Arme entgegengesetzt vor- und zurückschwingen mit betontem Kniefedern

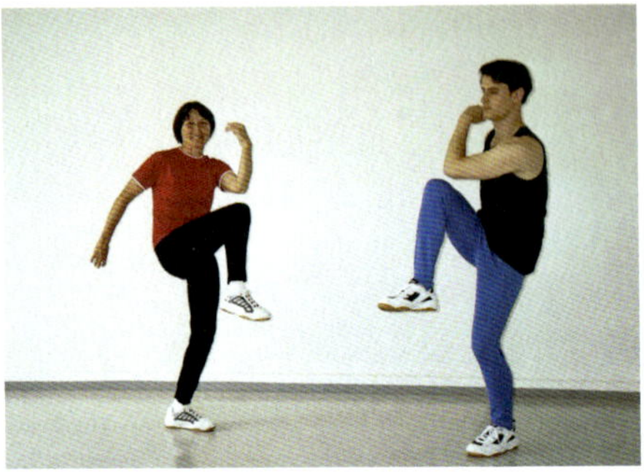

**Knie zum Ellenbogen**
rechtes Knie zum linken Ellenbogen führen und umgekehrt

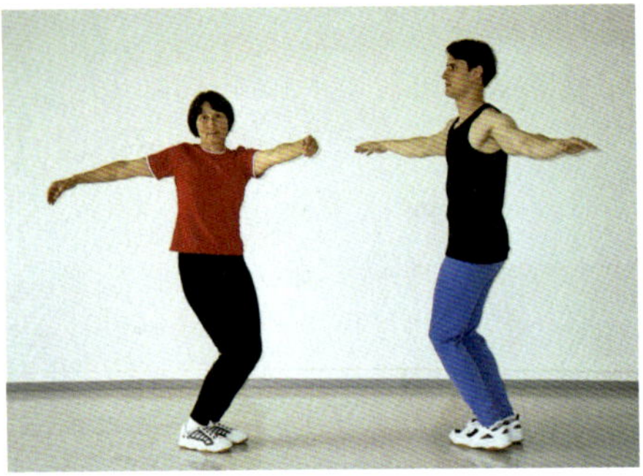

**Twistdrehen**
mit Armen in Seithalte Heben in den Ballenstand und lockeres Verdrehen der Hüfte und Beine nach links und rechts im Wechsel

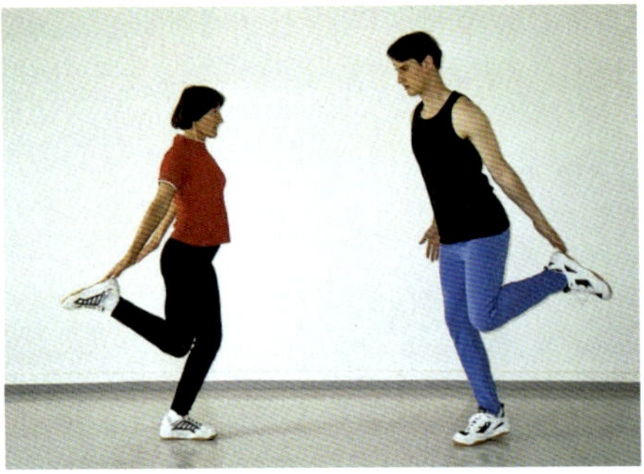

**Anfersen**
lockeres Laufen auf der Stelle (auf Vorfuß) und dabei Fersen zu den nach hinten unten gestreckten Händen führen

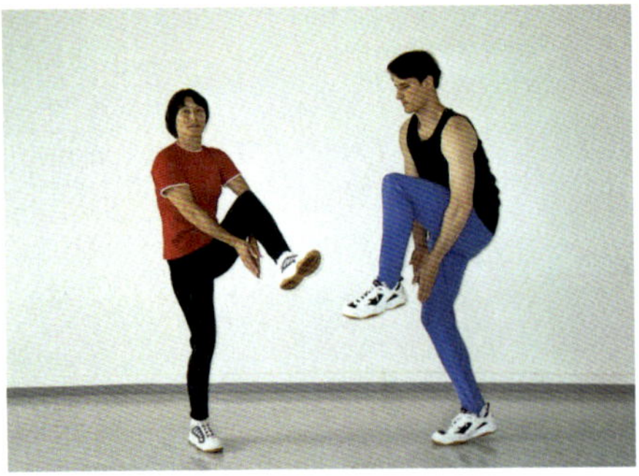

**Knie zur Brust**
im Wechsel gebeugtes rechtes und linkes Bein zur Brust führen mit Handklatsch unter angehobenem Oberschenkel

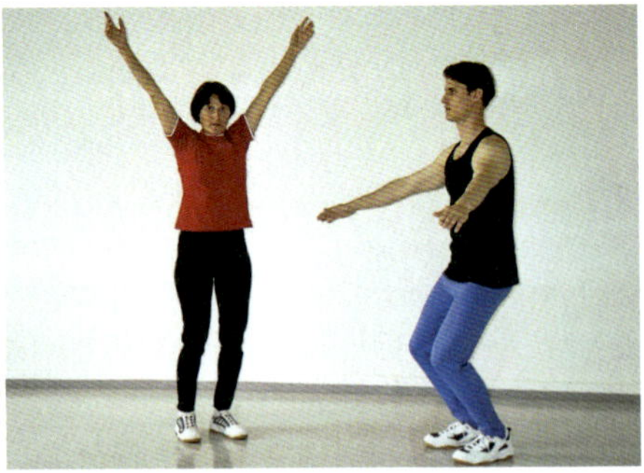

**Armkreisen**
gleichzeitiges Kreisen beider Arme vor- oder rückwärts und jeden Armkreis mit betontem Kniefedern verbinden

## 4.5.2 Kräftigungsteil

### Gestaltungshinweise

Nach Mobilisation und Aufwärmen kann im GMT zur Muskelkräftigung übergegangen werden. Die Kräftigungsübungen dienen dominant der Formung bzw. Straffung der Muskulatur und des ganzen Körpers. Sie fördern zudem Muskelkraft und Kraftausdauer.

Alle Übungen zur Muskelkräftigung werden in **3 Varianten unterschiedlichen Schwierigkeits- bzw. Belastungsgrades** (A = leicht, B = mittelschwer, C = schwer) dargestellt. Damit kann jeder durch entsprechende Variantenwahl ein seiner Leistungsfähigkeit angepasstes, optimales Muskelkrafttraining erreichen. Die richtige Übungsvariante ist dann gewählt, wenn 15 bis 25 **korrekte** Übungswiederholungen ausführbar sind. Als unkorrekt sind Wiederholungen zu werten, bei denen nachfolgende Erscheinungen auftreten:

- unvollständige Bewegungsamplituden
- ruck- bzw. schwungartige Übungsausführung
- Ausweich- bzw. Zusatzbewegungen
- Pausen zwischen den Wiederholungen
- Muskelzittern
- ungleichmäßige Atmung (Pressen oder Hecheln).

Treten erste Anzeichen einer unkorrekten Übungsausführung auf, ist – genauso wie bei Schmerzen – das Üben abzubrechen. Werden mehr als 25 korrekte Wiederholungen geschafft, sollte zur schwierigeren Übungsvariante gewechselt werden. Bei weniger als 15 exakten Wiederholungen ist eine leichtere Variante der jeweiligen Übung zu wählen. Anfänger, die auch bei der leichtesten Variante keine 15 tadellosen Wiederholungen erreichen, sollten mit einer geringeren Zahl korrekter Wiederholungen beginnen und nach und nach die Wiederholungszahl erhöhen.

Beim Üben ist ein mittelschnelles, gleichmäßiges, der Atmung angepasstes Bewegungstempo zu wählen. D. h., beim deutlich hörbaren Ausatmen sollte in der Regel der Widerstand (z. B. Körpergewicht) überwunden (z. B. Strecken der Beine beim Kniebeugen, Strecken der Arme beim Liegestütz) und beim Einatmen sollte dem Widerstand nachgegeben werden (Bein- oder Armbeugen beim Kniebeugen bzw. Liegestütz). Während der gesamten Übungsausführung muss ein deutliches, relativ gleichbleibendes Spannungsgefühl in den beanspruchten Muskeln zu spüren sein. Ein volles Strecken (Gefahr der Überstreckung!) von Armen bzw. Beinen (z. B. kein Durchdrücken der Arme bzw. Beine beim Liegestütz bzw. Kniebeugen) gilt es zu vermeiden. An den Umkehrpunkten der Bewegung (z. B. Übergang vom Beinbeugen zum Beinstrecken und umgekehrt beim Kniebeugen) sollte möglichst keine Pause erfolgen und soweit wie möglich die Muskelspannung aufrechterhalten werden. Dadurch können Gelenke bzw. Wirbelsäule geschont und zugleich eine höhere Muskelaktivität und damit Trainingswirksamkeit erzielt werden.

Bei der Übungsauswahl ist darauf zu achten, dass in jedem Training zumindest alle großen Muskelpartien des Körpers beansprucht werden. Dazu sind mindestens 5 bis 6 verschiedene Übungen (jeweils für Streck- und Beugemuskulatur

von Arm-, Schulter-, Bein- und Rumpfbereich) notwendig.
Die Übungen sollten der Organisationsform des **Kreistrainings** entsprechend so aneinander gereiht werden, dass nacheinander unterschiedliche Muskelpartien (Arme/Schulter → Beine → Bauch → Rücken/Gesäß → Arme/Schulter → Beine → ...) aktiviert werden.

Nach der Absolvierung einer Übung wird nach kurzer Pause (anfangs 60, später 30 Sekunden) zur nächsten gewechselt. In der Pause sind die beanspruchten Muskeln zu lockern (u. a. durch Schütteln oder Pendeln), um sie vor Verspannungen bzw. Verkrampfungen zu schützen. Die gesamte Übungsreihe sollte zwei- bis dreimal absolviert werden.

## Arm- und Schultermuskulatur

### Liegestütz vorlings

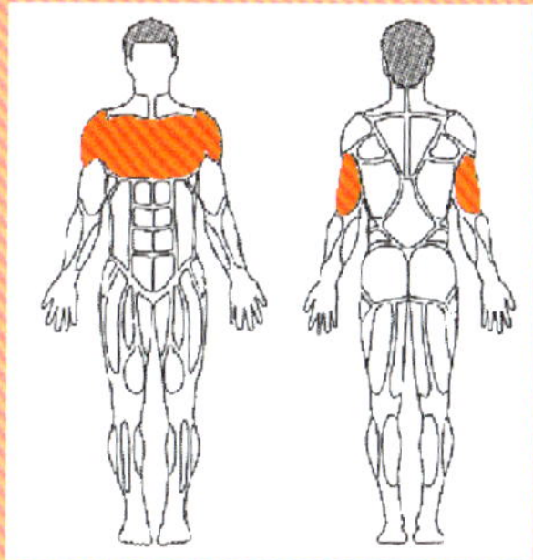

**Beanspruchte Hauptmuskulatur**

- Brustmuskel
- Armstrecker
- Deltamuskel

**Übungsausführung**

- im Stütz vorlings Beugen und Strecken der Arme
- ständig gestreckter Körper durch Anspannen der Gesamtkörpermuskulatur
- auf stabilen Stand des Stuhles achten!

**Fehler**

- Hohlkreuzbildung
- Kopf wird in Nacken genommen
- Überstrecken der Arme
- ruckartige Bewegung
- Atem anhalten (Pressen)

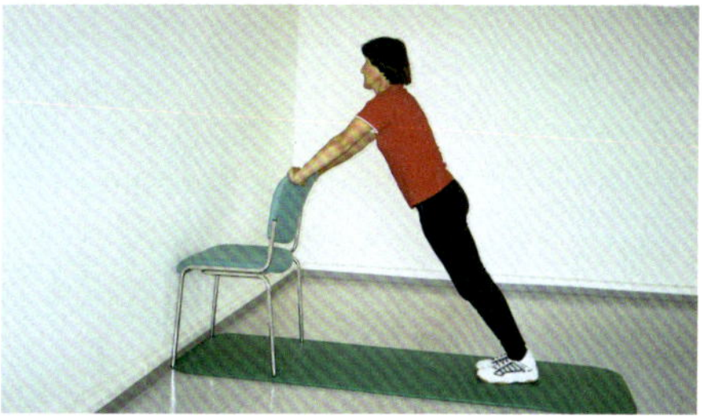

**Variante A Ausgangsstellung:** erhöhter Stütz

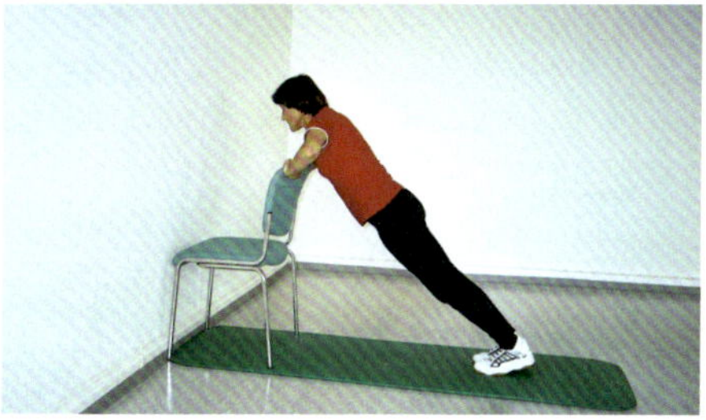

**Variante A Endstellung:** erhöhter Stütz

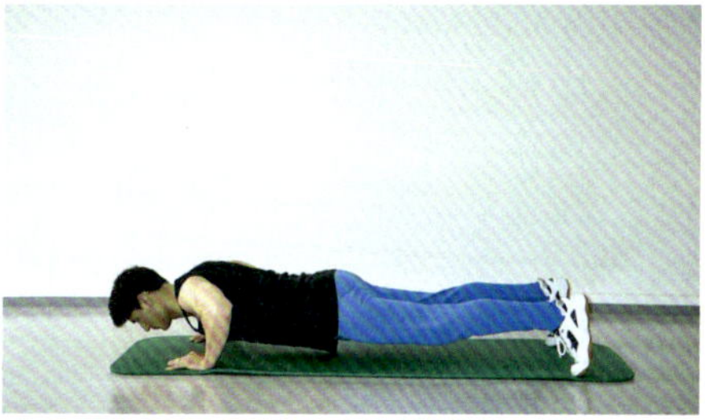

**Variante B Endstellung:** Stütz am Boden

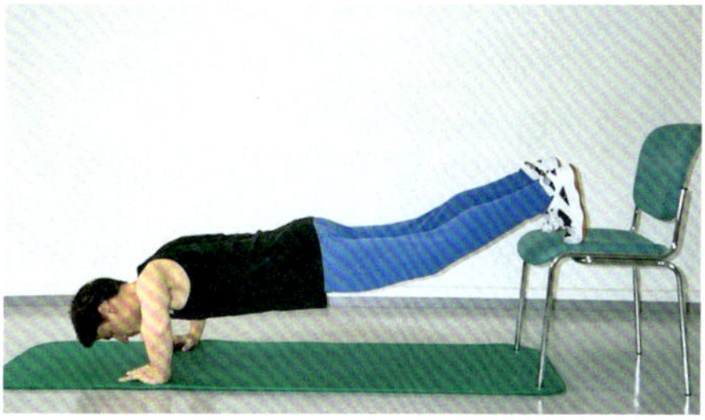

**Variante C Endstellung:** erhöhte Füße

## Liegestütz rücklings

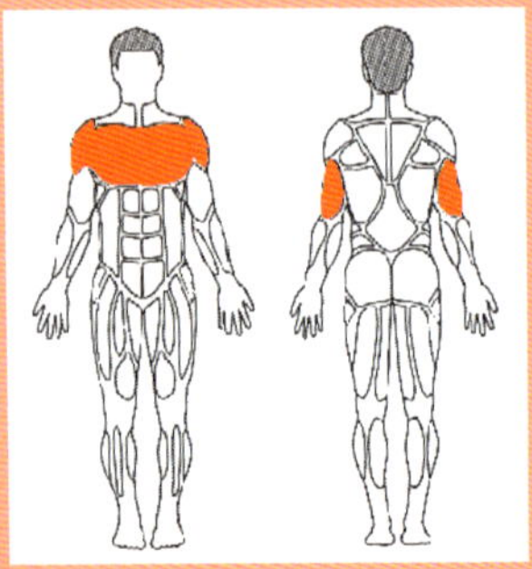

**Beanspruchte Hauptmuskulatur**

- Brustmuskel
- Armstrecker
- Deltamuskel

**Übungsausführung**

- im Stütz rücklings Beugen und Strecken der Arme
- auf stabilen Stand des Stuhles achten!

**Fehler**

- Überstrecken der Arme
- ruckartige Bewegung
- Atem anhalten (Pressen)

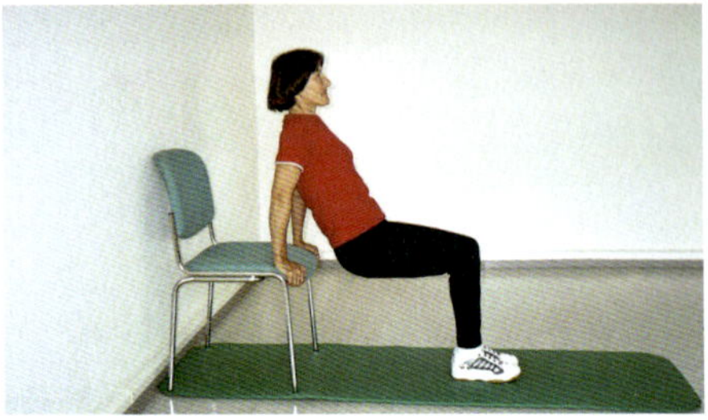

**Variante A Ausgangsstellung:** Beine angewinkelt

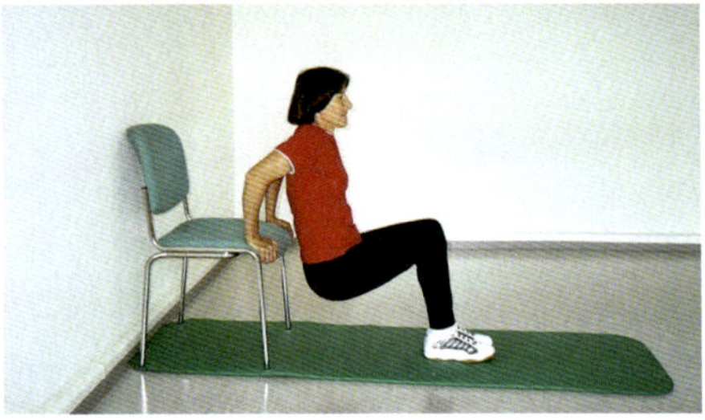

**Variante A Endstellung:** Beine angewinkelt

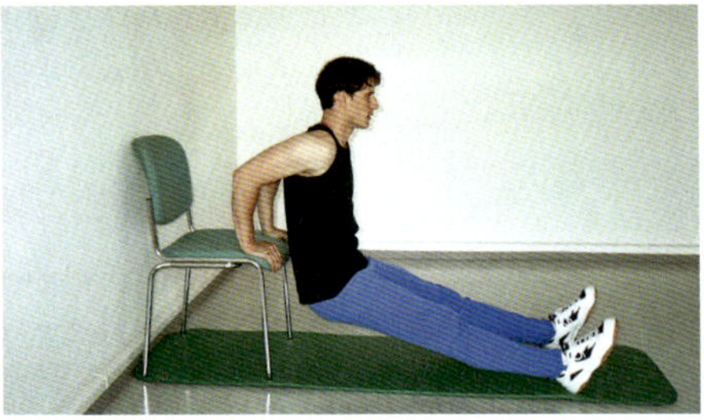

**Variante B Endstellung:** Beine gestreckt

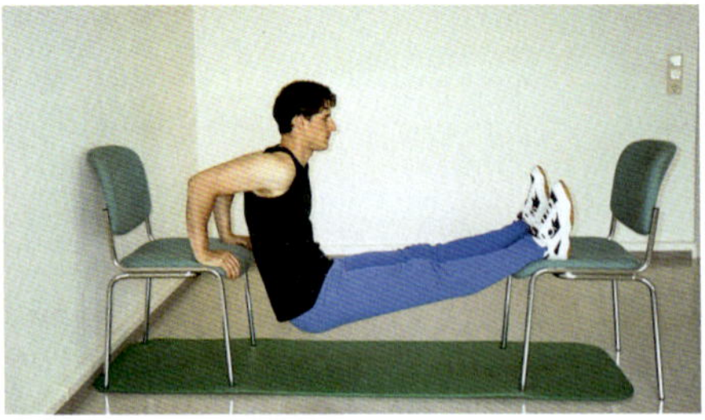

**Variante C Endstellung:** erhöhte Füße

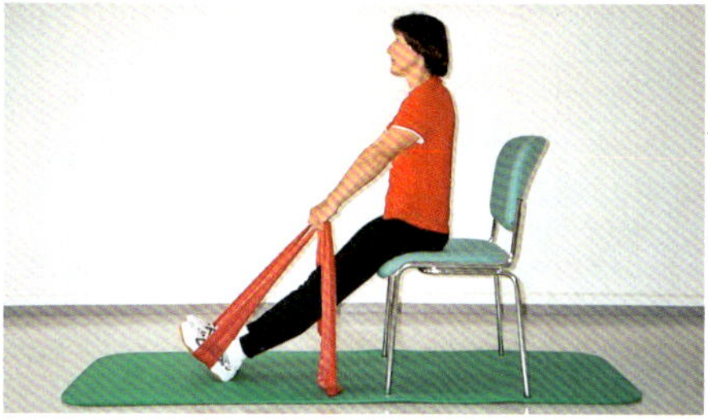

**Variante A Ausgangsstellung:** Sitz auf Stuhl

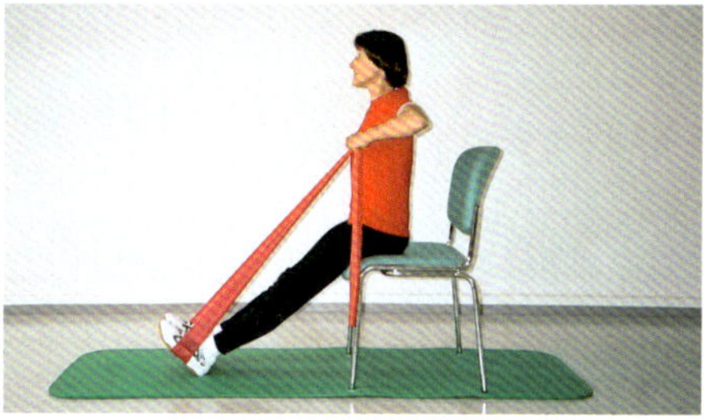

**Variante A Endstellung:** Sitz auf Stuhl

**Varianten B u. C:** s. Variante A; höherer Schwierigkeits- bzw. Belastungsgrad durch Steigerung des Zugwiderstandes (stärkeres Gummiband oder Band doppelt nehmen)

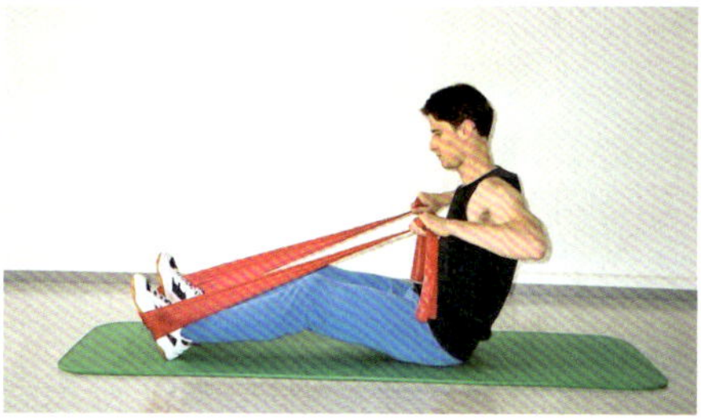

**Übungsmodifikation:** Rudern im Sitz auf Boden

## Rudern sitzend

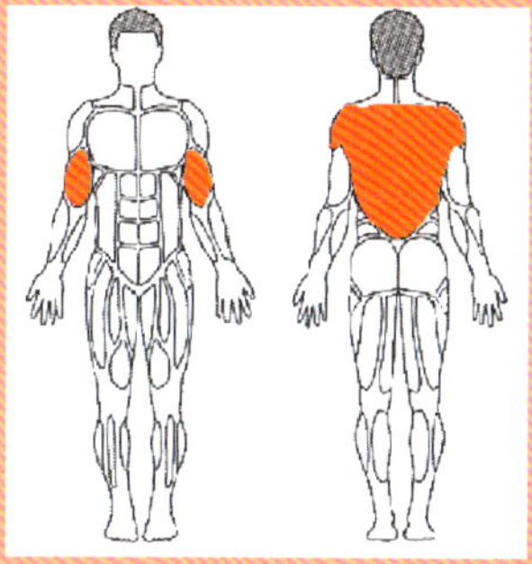

### Beanspruchte Hauptmuskulatur

- Armbeuger
- Kapuzenmuskel
- Rautenmuskeln
- breiter Rückenmuskel
- Deltamuskel

### Übungsausführung

- aus dem Sitz bei aufrechtem Oberkörper im Wechsel die Arme zur Brust führen und wieder strecken
- dabei Schulterblätter möglichst eng zusammenziehen

### Fehler

- Oberkörper bewegt sich mit
- zu schnelle, ruckartige Bewegungsausführung

## Armrückheben in Bauchlage

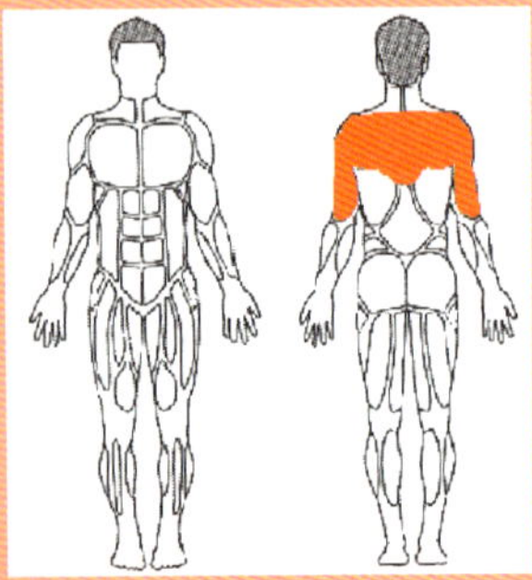

**Beanspruchte Hauptmuskulatur**

- Kapuzenmuskel
- Rautenmuskeln
- Deltamuskel
- Armstrecker

**Übungsausführung**

- mit dem Oberkörper auf dem Hocker liegend die nahezu gestreckten Arme unter Zusatzlast (Plastikgetränkeflasche oder Buch) aus der Tiefhalte so weit wie möglich seitlich anheben und wieder senken
- am Ende des Hochführens der Arme Schulterblätter zusammenziehen

**Fehler**

- zu schnelle, schwunghafte Bewegungsausführung
- Arme durchgedrückt (überstreckt)
- Arme nicht weit genug gehoben und Schulterblätter nicht genügend zusammengeführt
- Kopf wird in Nacken genommen

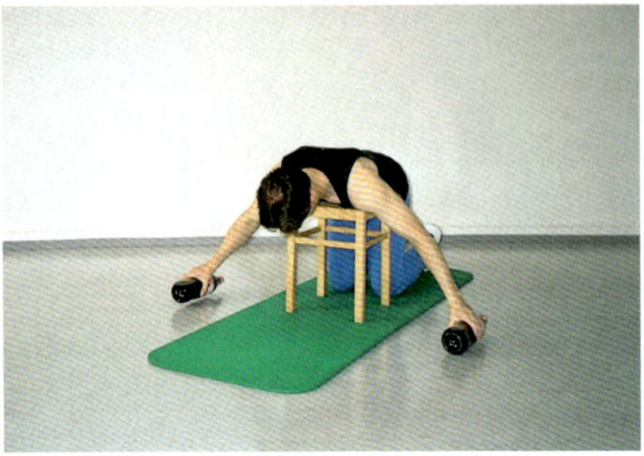

**Variante A Ausgangsstellung:** Bauchlage auf Hocker

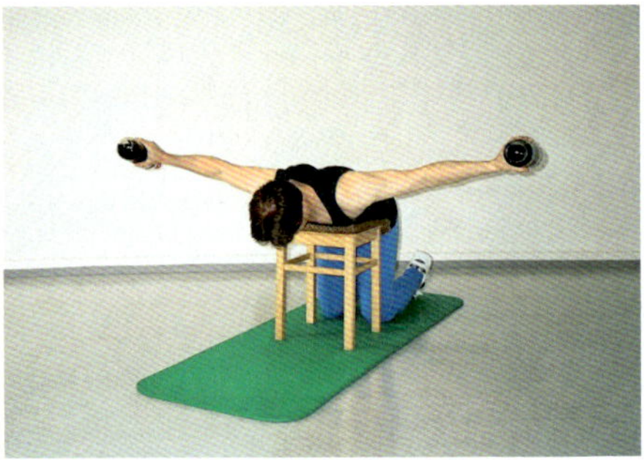

**Variante A Endstellung:** Bauchlage auf Hocker

**Varianten B u. C:** s. Variante A; höherer Schwierigkeits- bzw. Belastungsgrad durch Steigerung des Übungswiderstandes (z. B. schwerere Plastikgetränkeflasche oder stärkeres Buch)

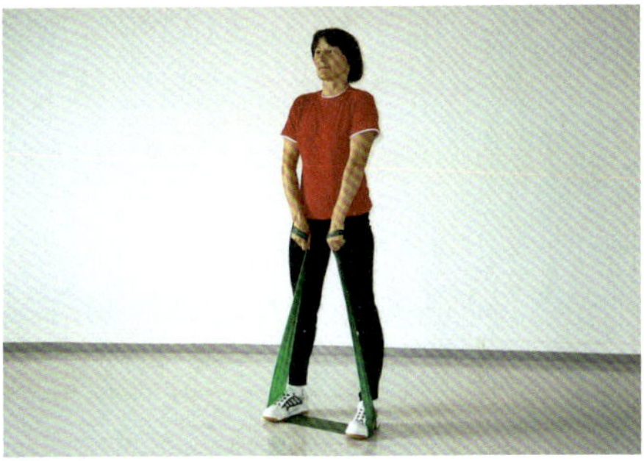

**Variante A Ausgangsstellung**

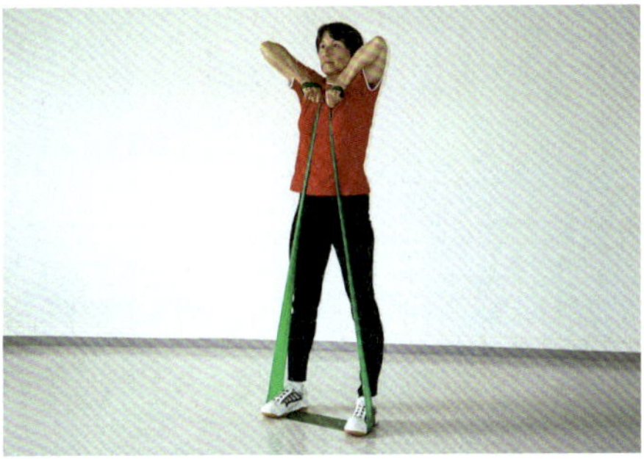

**Variante A Endstellung**

**Varianten B u. C:** s. Variante A; höherer Schwierigkeits- bzw. Belastungsgrad durch Steigerung des Zugwiderstandes (stärkeres Gummiband oder Band doppelt nehmen)

## Frontziehen

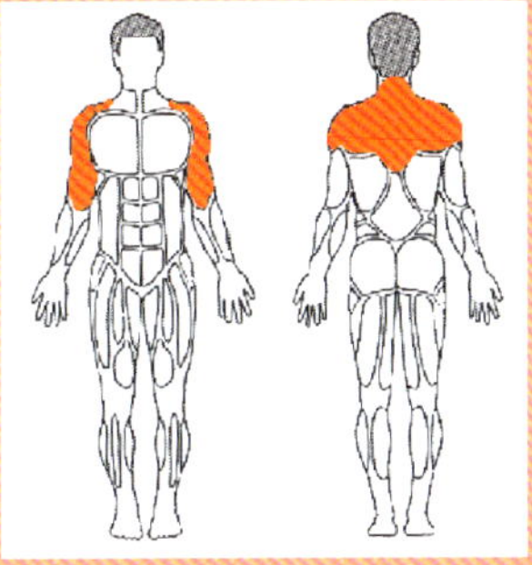

### Beanspruchte Hauptmuskulatur

- Kapuzenmuskel
- Deltamuskel
- Armbeuger

### Übungsausführung

- in leichter Grätschstellung das mit gestreckten Armen in Tiefhalte befindliche Gummiband (Theraband) durch Armbeugen dicht am Körper nach oben bis zur Kinnhöhe ziehen
- anschließend die Arme kontrolliert abbremsend wieder nach unten führen
- Ellenbogen zeigen dabei stets nach oben

### Fehler

- zu schnelle, ruckartige Bewegungsausführung
- Oberkörper bewegt sich mit
- Hohlkreuzbildung

## Armseitheben

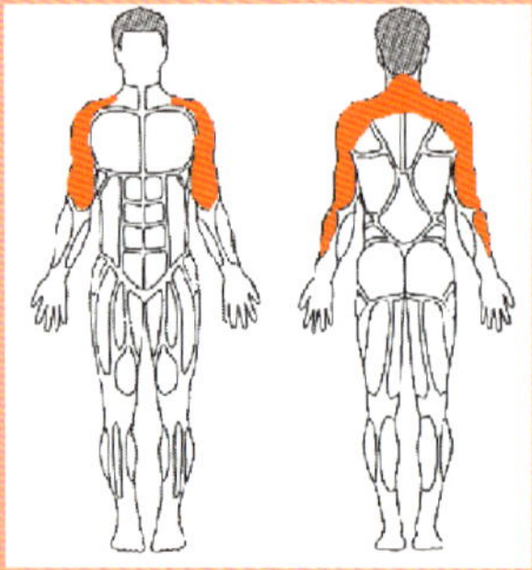

### Beanspruchte Hauptmuskulatur

- Kapuzenmuskel
- Deltamuskel
- Armmuskeln

### Übungsausführung

- in leichter Grätschstellung nahezu gestreckte Arme aus Tiefhalte seitlich nach oben führen
- nachdem Waagerechte erreicht ist, Arme wieder senken
- Handflächen zeigen ständig nach unten

### Fehler

- durchgedrückte Arme (überstreckt)
- schwunghafte Bewegungsausführung
- Arme verlassen beim Heben seitliche Bewegungsbahn
- Heben der Arme über die Waagerechte

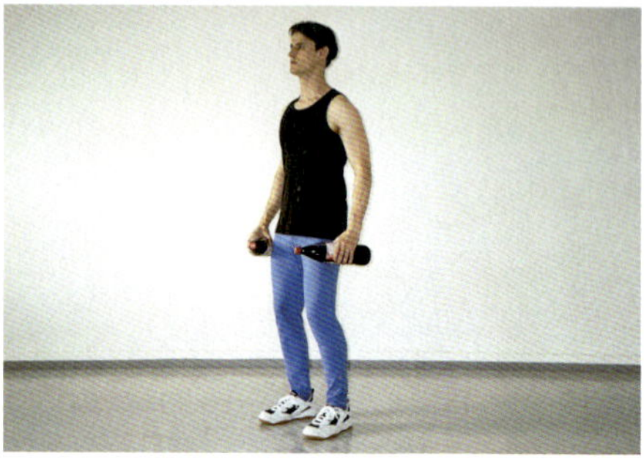

**Variante A Ausgangsstellung**

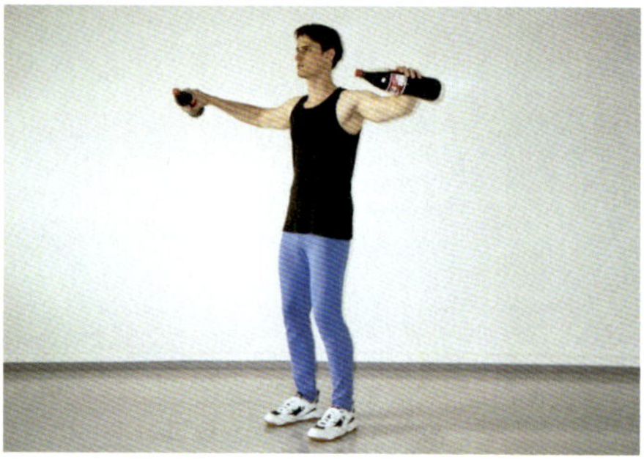

**Variante A Endstellung**

**Varianten B u. C:** s. Variante A; höherer Schwierigkeits- bzw. Belastungsgrad durch Steigerung des Übungswiderstandes (z. B. schwerere Plastikgetränkeflasche oder stärkeres Buch)

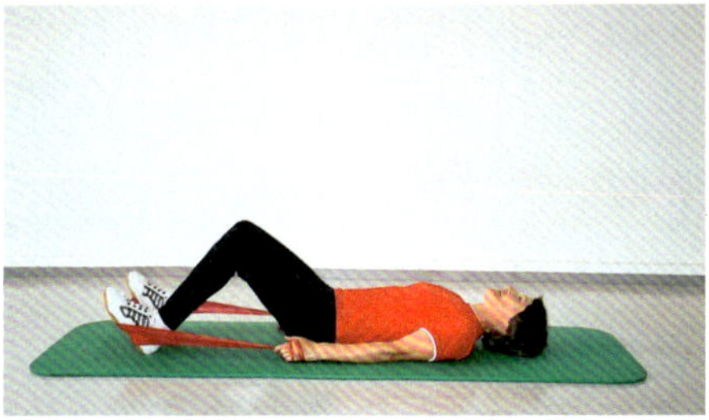

**Variante A Ausgangsstellung:** mit Zugunterstützung

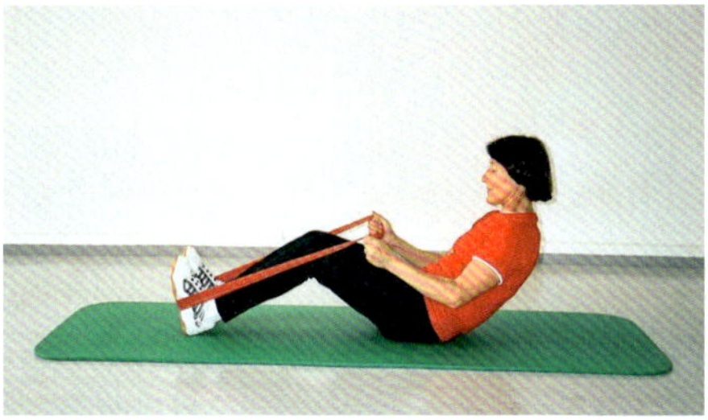

**Variante A Endstellung:** mit Zugunterstützung

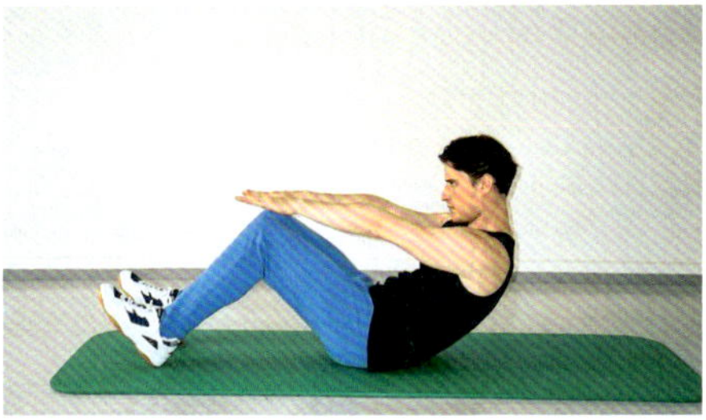

**Variante B Endstellung:** Arme in Vorhalte

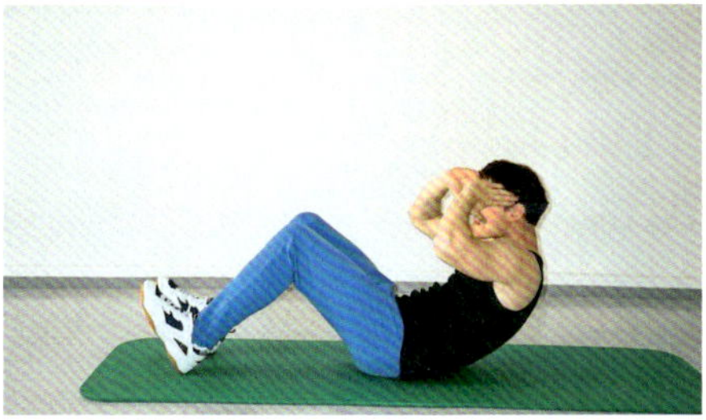

**Variante C Endstellung:** Hände (Fingerspitzen) am Kopf

## Bauchmuskulatur

### Oberkörpereinrollen (Rumpfeinrollen o. „Crunches")

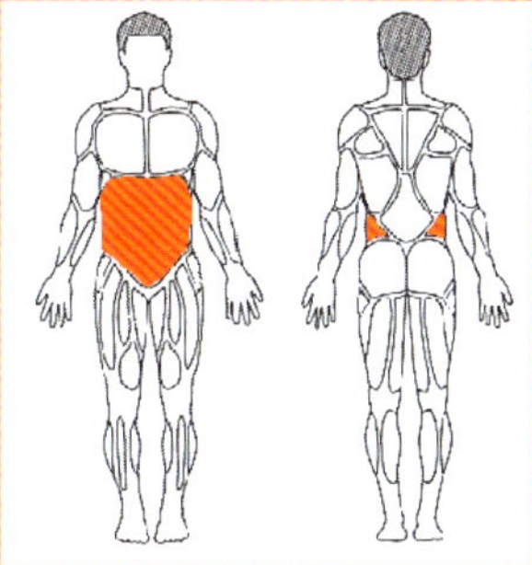

**Beanspruchte Hauptmuskulatur**

- gerader Bauchmuskel
- schräge Bauchmuskulatur

**Übungsausführung**

- aus der Rückenlage – Füße angestellt (Kniewinkel ca. 90°) – kontrolliertes Einrollen des Oberkörpers
- soweit Einrollen bis oberer Beckenkamm gerade noch Bodenkontakt
- langsames Abrollen des Oberkörpers Wirbel um Wirbel zur Rückenlage

**Fehler**

- schwunghafte Bewegungsausführung
- Lösen der Fußsohlen bzw. Fersen von Unterlage
- Abheben des Beckens vor Einrollen als Auftaktbewegung
- Atem anhalten (Pressen)

## Beckenabheben („Beckenlift“)

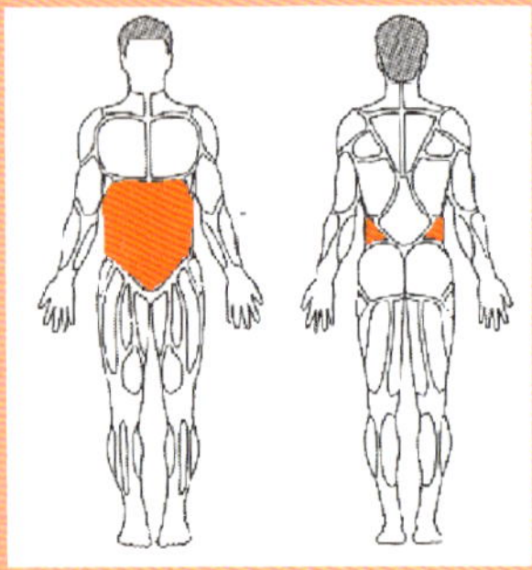

**Beanspruchte Hauptmuskulatur**
- gerader Bauchmuskel
- schräge Bauchmuskulatur

**Übungsausführung**
- Rückenlage mit Armen seitlich am Körper
- Lendenwirbelsäule auf Unterlage drücken und kontrolliertes Abheben des Beckens durch
  - Variante A: Führen der Knie in Richtung Brust
  - Variante B: vertikales Nach-oben-Führen der annähernd gestreckten Beine
  - Variante C: Nach-oben-Führen der Knie Richtung Zimmerdecke
- kontrolliertes Senken des Beckens
- beachte: das Beckenabheben erfolgt durch Zusammenziehen der Bauchmuskulatur

**Fehler**
- ruckartige Bewegungsausführung
- zu schnelles Senken des Beckens
- Kopf wird in Nacken genommen
- Atemanhalten (Pressen)

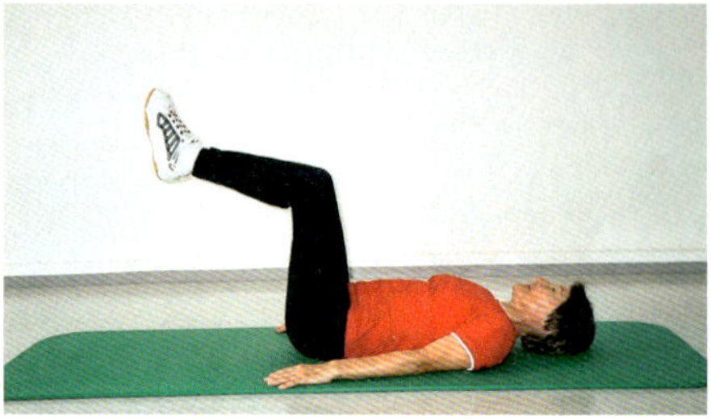

**Variante A Ausgangsstellung:** Knie zur Brust

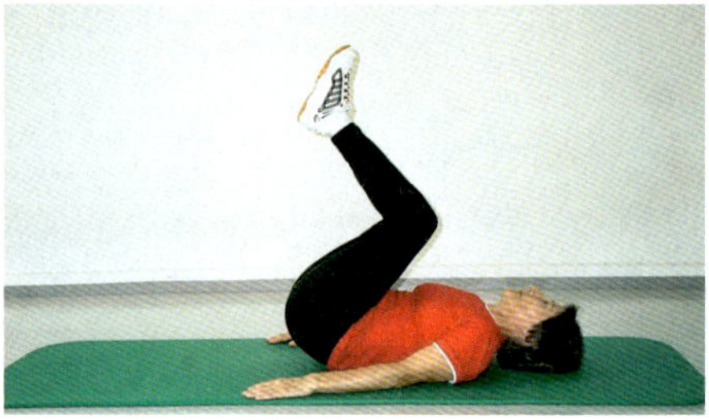

**Variante A Endstellung:** Knie zur Brust

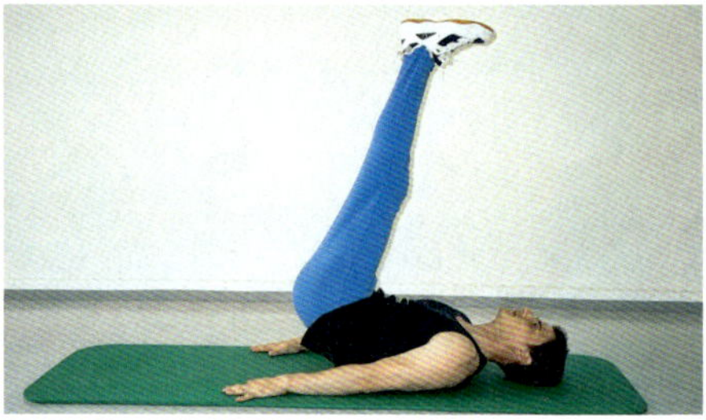

**Variante B Endstellung:** gestreckte Beine

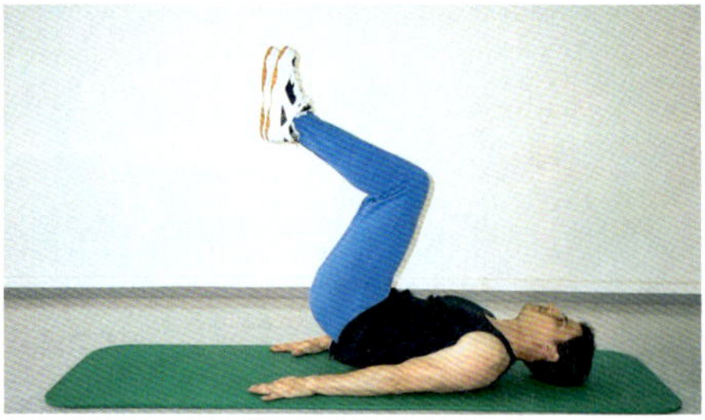

**Variante C Endstellung:** 90-Grad-Winkel im Knie- und Hüftgelenk

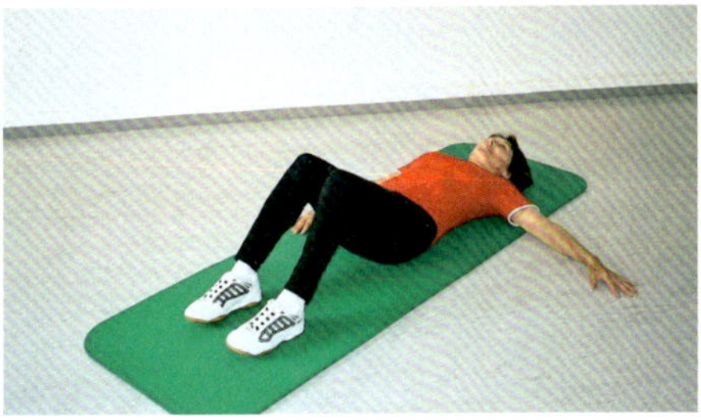

**Variante A Ausgangsstellung:** ein Arm am Boden

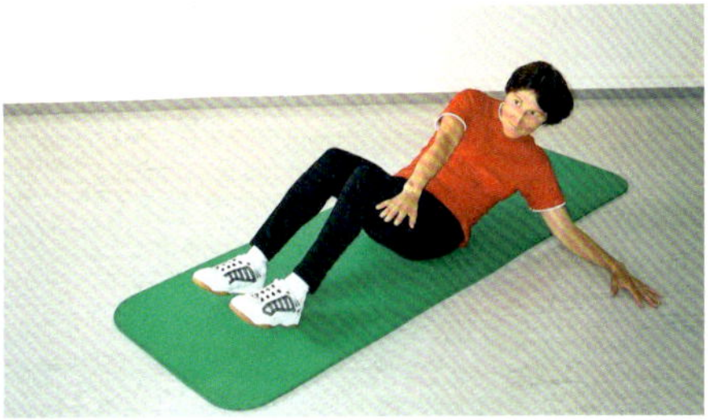

**Variante A Endstellung:** ein Arm am Boden

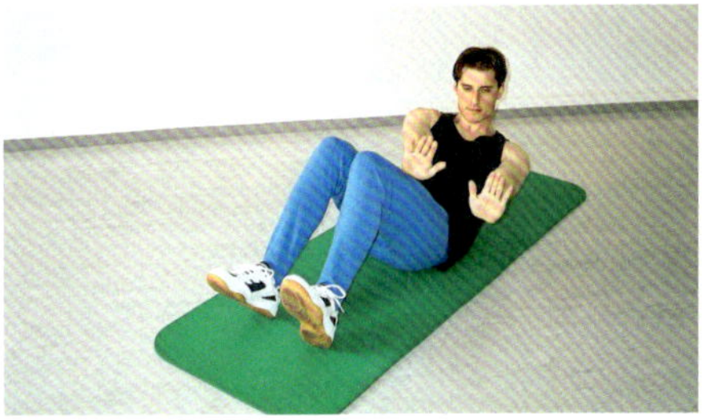

**Variante B Endstellung:** Arme in Vorhalte

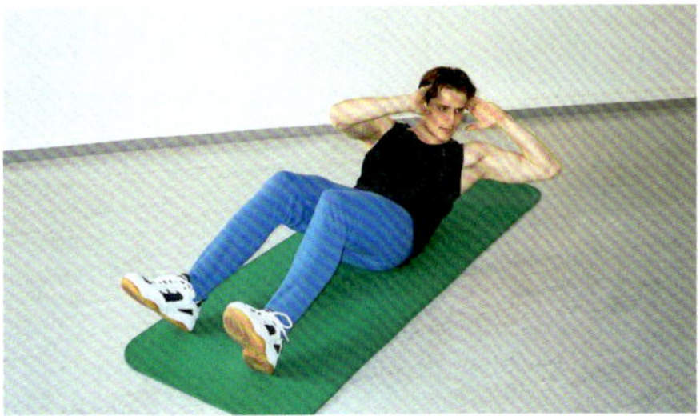

**Variante C Endstellung:** Hände (Fingerspitzen) am Kopf

## Oberkörpereinrollen mit Rotation („Rotations-Crunches“)

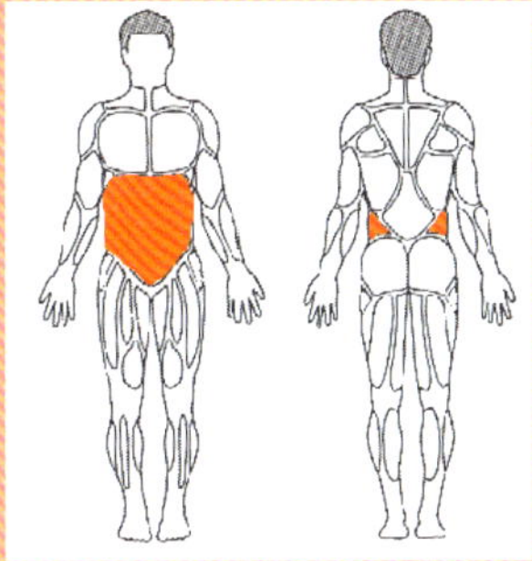

### Beanspruchte Hauptmuskulatur

- schräge Bauchmuskulatur
- gerader Bauchmuskel

### Übungsausführung

- aus der Rückenlage – Füße angestellt (Kniewinkel ca. 90°) – kontrolliertes Einrollen des Oberkörpers und dabei gleichzeitig Schulter der einen Seite in Richtung Knie der anderen Seite schieben (rechte Schulter zum linken Knie und umgekehrt)
- kontrolliert Zurückrollen zur Ausgangsposition
- danach wieder Einrollen und Oberkörper zur anderen Seite drehen

### Fehler

- schwunghafte Bewegungsausführung
- Lösen der Fußsohlen bzw. Fersen von Unterlage
- Atem anhalten (Pressen)

## Beckenheben seitwärts im Unterarmstütz

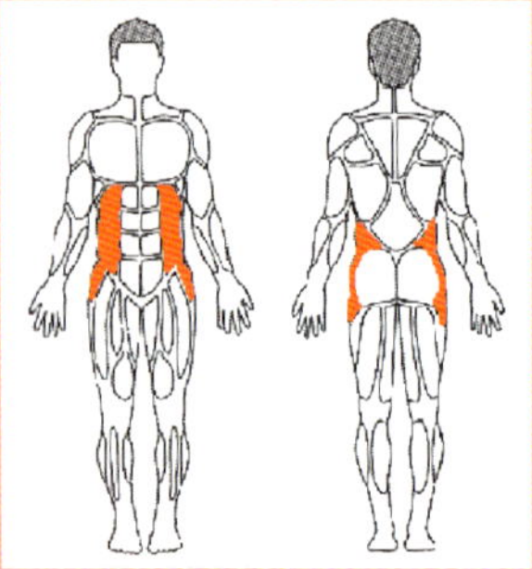

**Beanspruchte Hauptmuskulatur**

- schräge Bauchmuskulatur
- viereckiger Lendenmuskel
- Gesäßmuskulatur

**Übungsausführung**

- aus dem Unterarmstütz seitlings Heben des Beckens bis Körper eine Gerade bildet
- kontrolliertes Senken des Beckens zur Ausgangsstellung
- nach entsprechender Wiederholungszahl beüben der anderen Seite

**Fehler**

- ruckartiges Heben des Beckens
- zu schnelles Senken des Beckens
- unkorrekte Seitlage durch Ausweichen der Hüfte nach vorn bzw. hinten

**Hinweis**

bei Variante C kann durch Abspreizen des oberen Beines der Schwierigkeits- bzw. Belastungsgrad weiter gesteigert werden

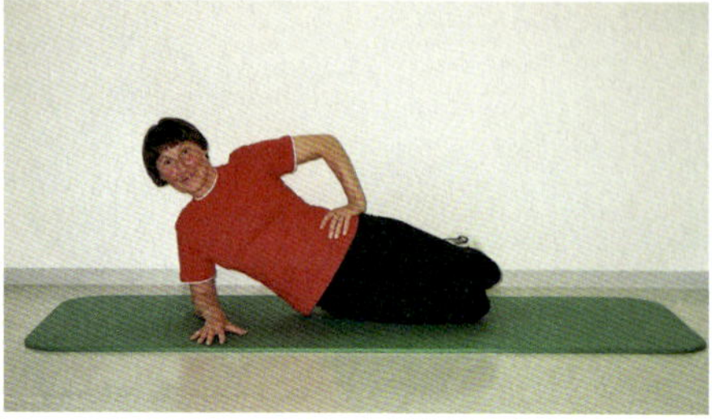

**Variante A Ausgangsstellung:** angebeugte Unterschenkel

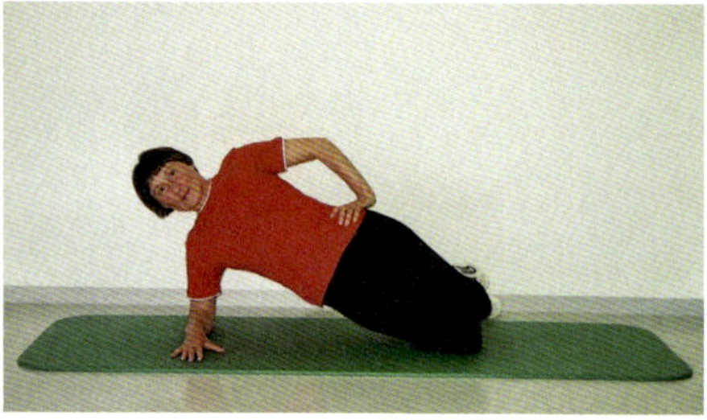

**Variante A Endstellung:** angebeugte Unterschenkel

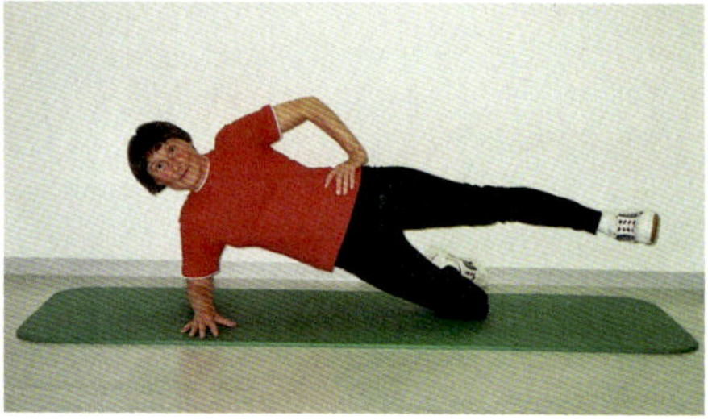

**Variante B Endstellung:** angebeugter Unterschenkel und abgespreiztes gestrecktes oberes Bein

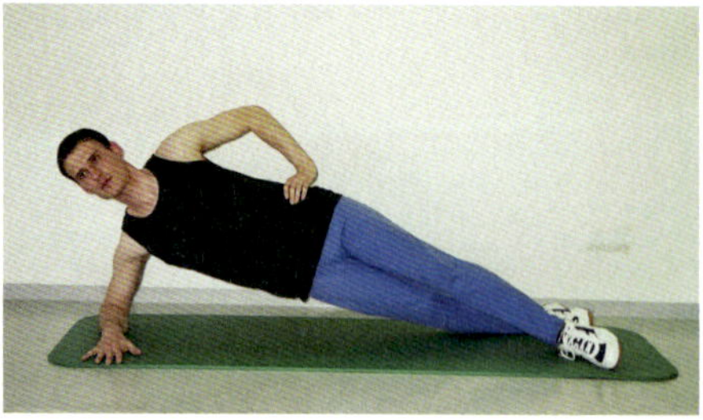

**Variante C Endstellung:** gestreckter Körper

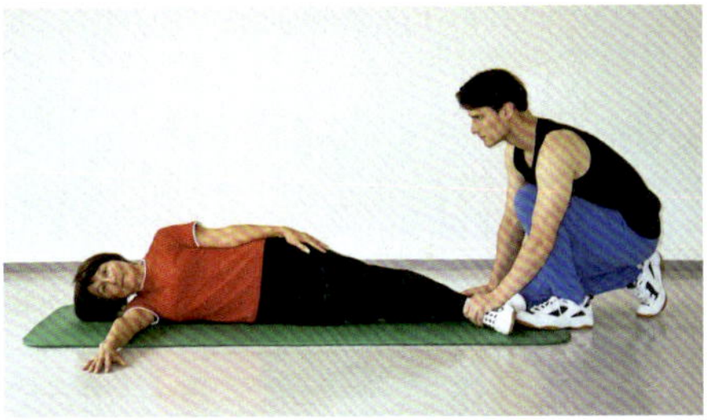

**Variante A Ausgangsstellung:** mit Armunterstützung

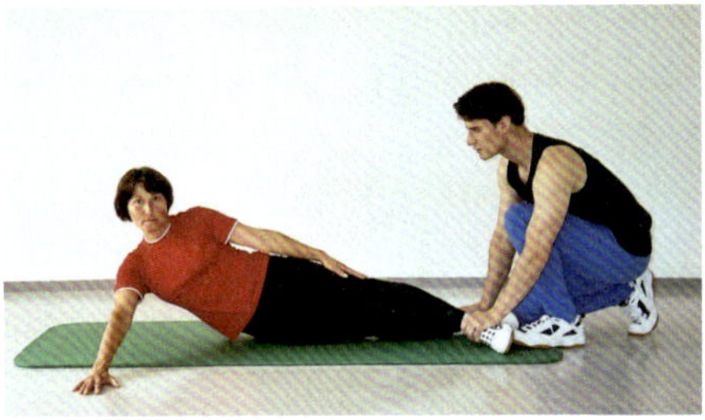

**Variante A Endstellung:** mit Armunterstützung

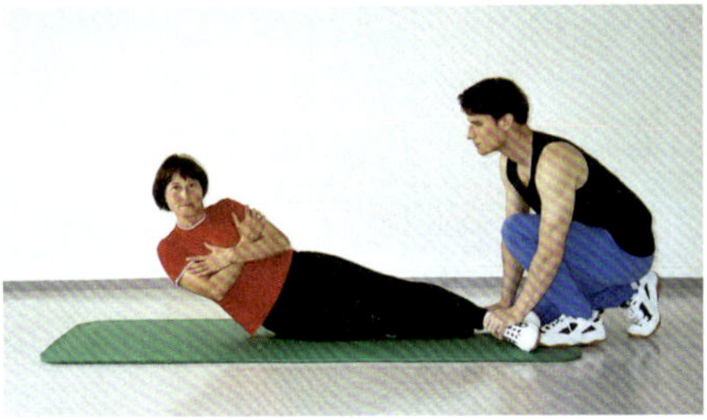

**Variante B Endstellung:** Arme auf Brust

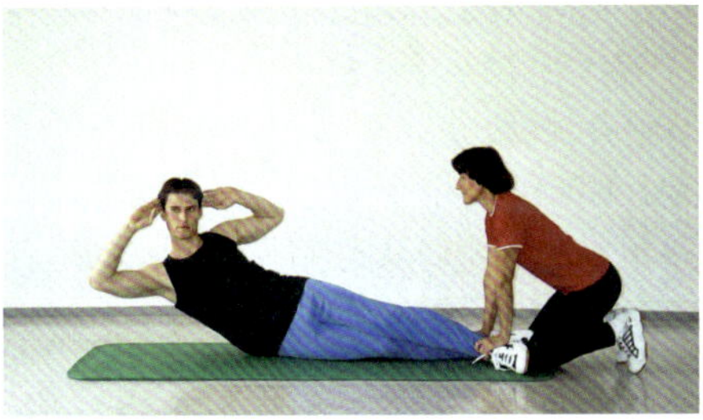

**Variante C Endstellung:** mit Händen (Fingerspitzen) am Kopf

## Rumpfheben seitwärts

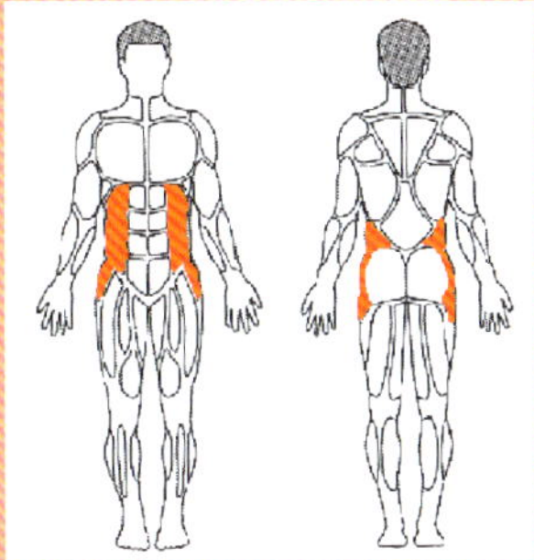

### Beanspruchte Hauptmuskulatur

- schräge Bauchmuskulatur
- viereckiger Lendenmuskel
- Gesäßmuskulatur

### Übungsausführung

- Seitlage am Boden mit fixierten Füßen
- kontrolliertes Heben und Senken des Rumpfes
- nach entsprechender Wiederholungszahl beüben der anderen Seite

### Fehler

- ruckartiges Heben des Rumpfes
- zu schnelles Senken des Rumpfes
- Verdrehen des Oberkörpers beim Heben bzw. Senken

## Rücken- u. Gesäßmuskulatur

### Oberkörperaufrollen aus Fersensitz

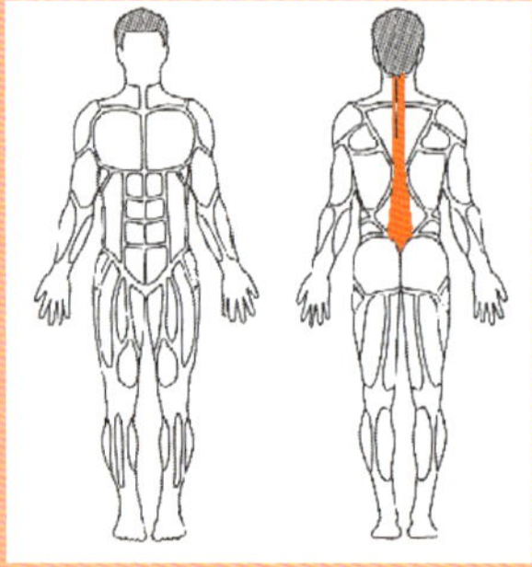

**Beanspruchte Hauptmuskulatur**

- Rückenstreckmuskulatur

**Übungsausführung**

- aus dem Fersensitz mit eingerolltem Oberkörper kontrolliert die Wirbelsäule Wirbel für Wirbel aufrollen (bis ca. 60-Grad-Oberkörperstellung)
- anschließend den Oberkörper wieder langsam Abrollen zur Ausgangsposition
- Gesäß bleibt ständig auf Fersen!

**Fehler**

- Becken bewegt sich mit
- ruckartige Bewegung
- Atem anhalten (Pressen)

**Hinweis**

Bei Knieproblemen kann die Übung modifiziert auch im Sitz auf einem Stuhl durchgeführt werden

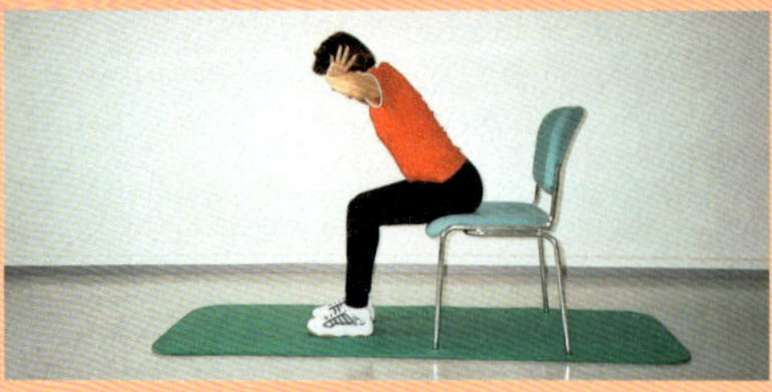

**Übungsmodifikation Endstellung**

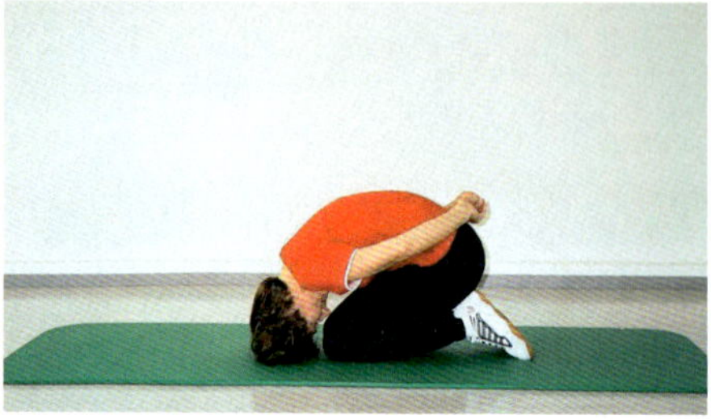

**Variante A Ausgangsstellung:** Arme auf Rücken

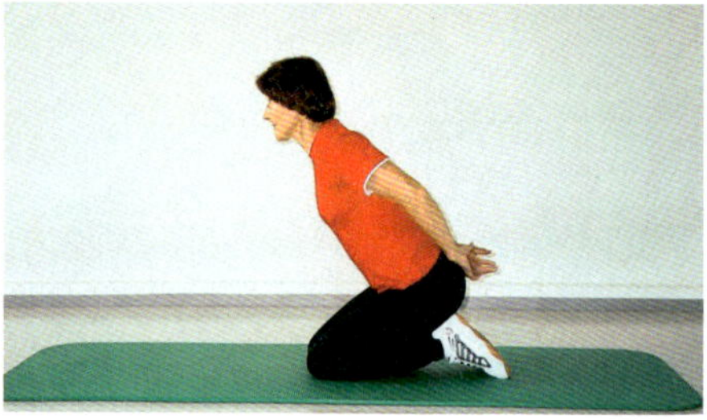

**Variante A Endstellung:** Arme auf Rücken

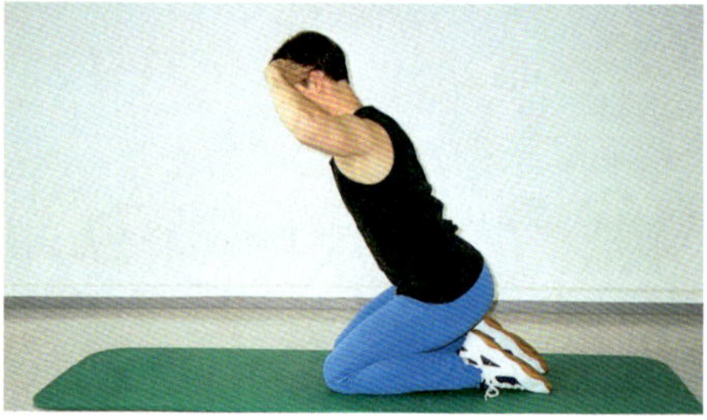

**Variante B Endstellung:** Hände (Fingerspitzen) am Kopf

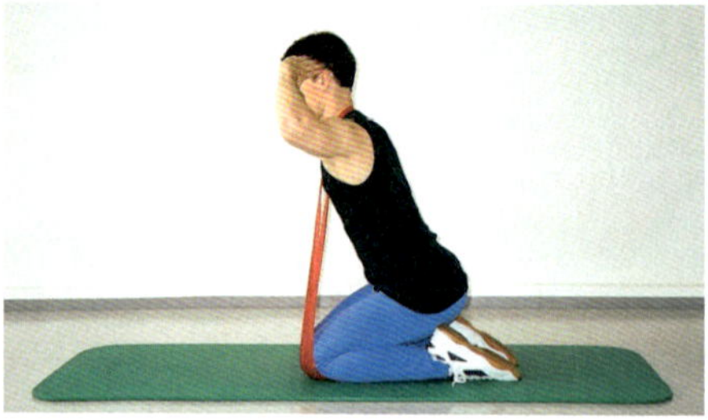

**Variante C Endstellung:** gegen Zusatzwiderstand (z. B. Gummiband oder Plastikgetränkeflasche)

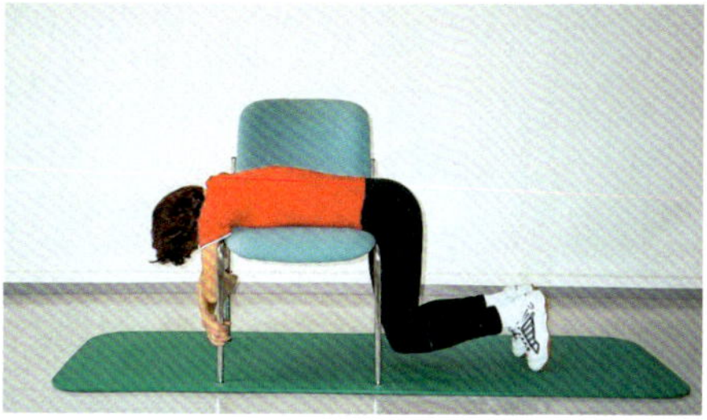

**Variante A Ausgangsstellung:** wechselseitiges Beinstrecken

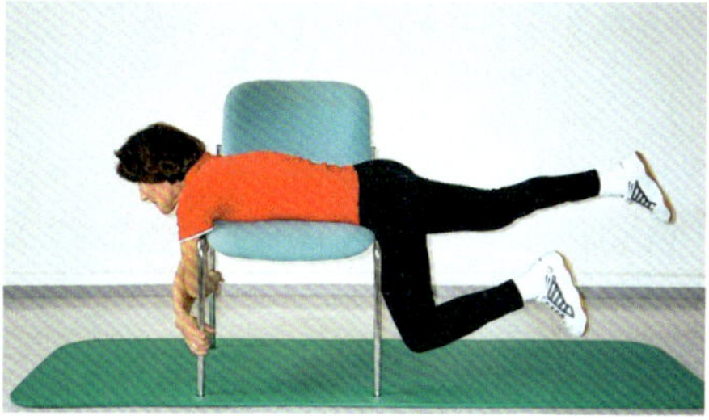

**Variante A Endstellung:** wechselseitiges Beinstrecken

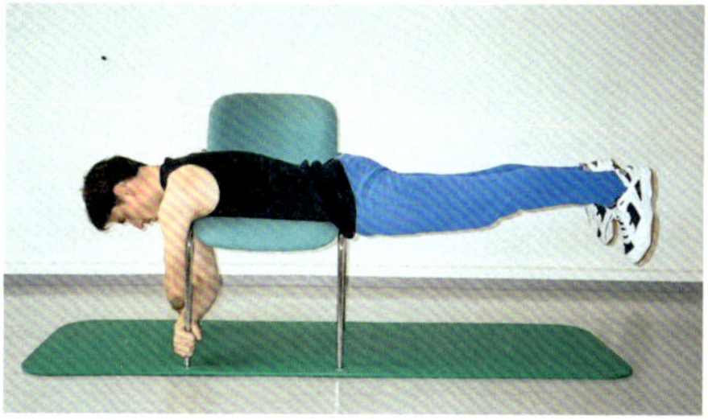

**Variante B Endstellung:** beidbeiniges Beinstrecken

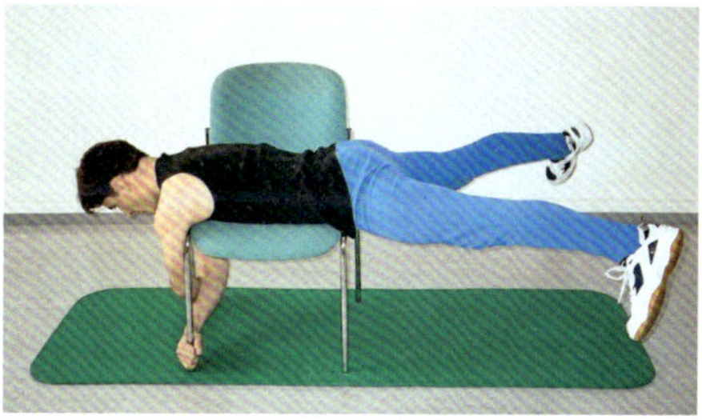

**Variante C Endstellung:** beidbeiniges Beinstrecken mit Grätsche

## Beinstrecken in Bauchlage auf Stuhl

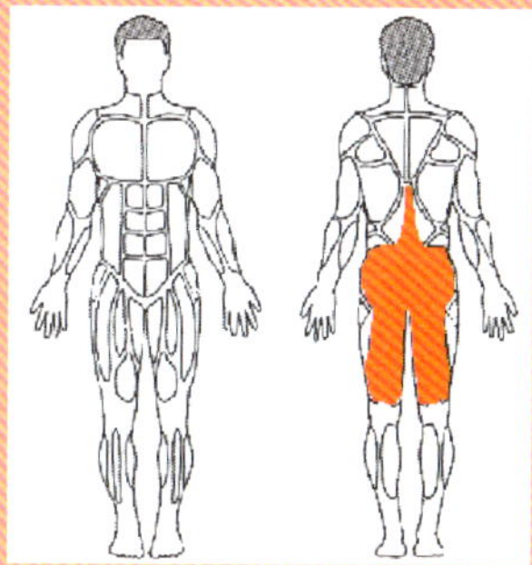

### Beanspruchte Hauptmuskulatur

- Rückenstreckmuskulatur
- Gesäßmuskulatur
- Beinbeugemuskulatur

### Übungsausführung

- Bauchlage auf einem Stuhl oder Hocker; Hände erfassen fest die Stuhl- bzw. Hockerbeine; Beine hängen locker nach unten bei gebeugtem Knie- und Hüftgelenk
- kontrolliertes Strecken der Beine bis zur Waagerechten
- danach wieder langsames Anhocken und Senken der Beine
- bei Variante C nach Beinstreckung Beine grätschen, schließen und erst dann anhocken

### Fehler

- zu schnelles, ruckartiges Beinstrecken und -anhocken
- Knie- und Hüftstreckung beim Beinstrecken erfolgen nicht gleichzeitig
- Beine werden über die Waagerechte gebracht

### Hinweis

Bauchlage auf 2 hintereinander gestellten Stühlen erhöht die Lagestabilität

## Rumpfheben rückwärts aus Bauchlage („Hyper-Extension“)

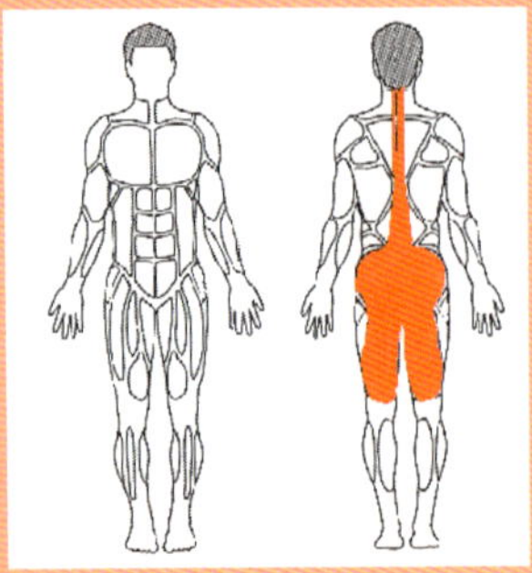

### Beanspruchte Hauptmuskulatur

- Rückenstreckmuskulatur
- Gesäßmuskulatur
- Beinbeugemuskulatur

### Übungsausführung

- Bauchlage auf einem Stuhl oder Hocker; das ganze Becken liegt auf der Unterstützungsfläche und der Oberkörper ist nach vorn unten eingerollt (Rundrückenhaltung); Füße sind fixiert
- kontrolliertes Aufrollen des Oberkörpers (Wirbel um Wirbel) bis leicht über die Waagerechte
- langsames Senken des Oberkörpers zur Ausgangsposition (Wirbelsäule abrollen)

### Fehler

- zu schnelle, schwunghafte Bewegungsausführung
- Heben bzw. Senken des gestreckten Oberkörpers
- Überstreckung der Halswirbelsäule (Kopf im Nacken)

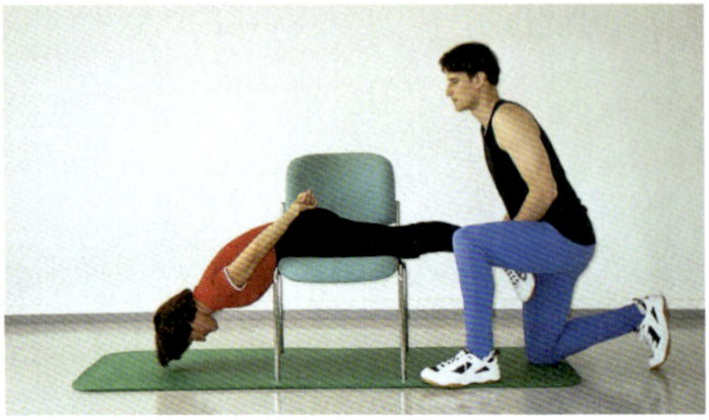

**Variante A Ausgangsstellung:** Hände auf Gesäß

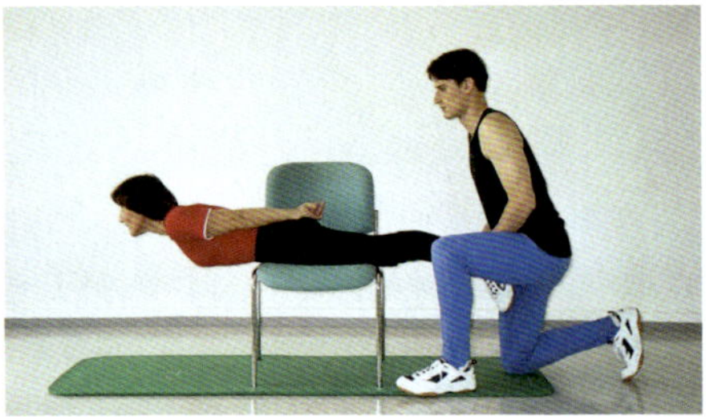

**Variante A Endstellung:** Hände auf Gesäß

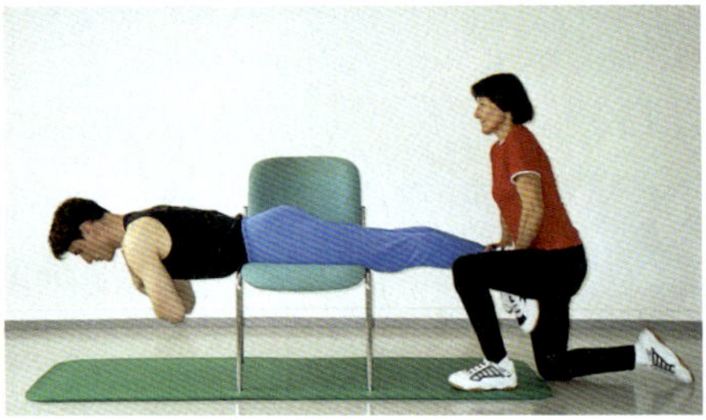

**Variante B Endstellung:** Arme auf Brust

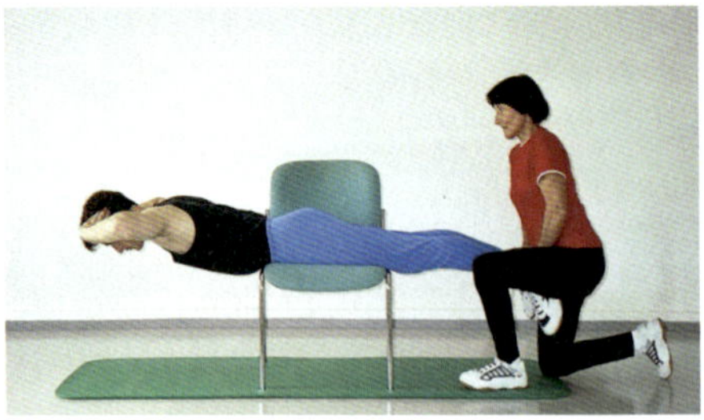

**Variante C Endstellung:** Hände (Fingerspitzen) am Kopf

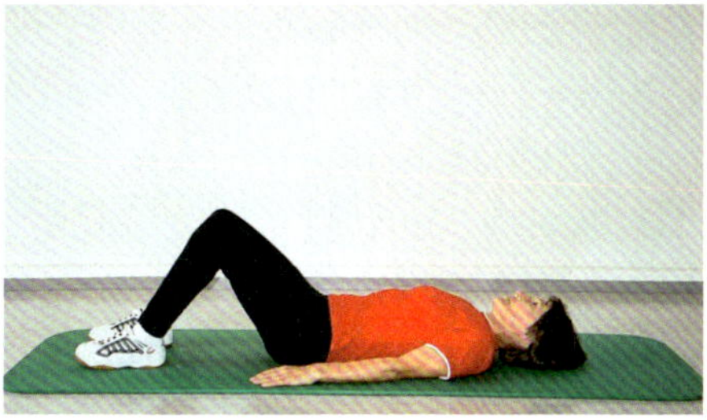

**Variante A Ausgangsstellung:** beidbeiniges Beckenheben

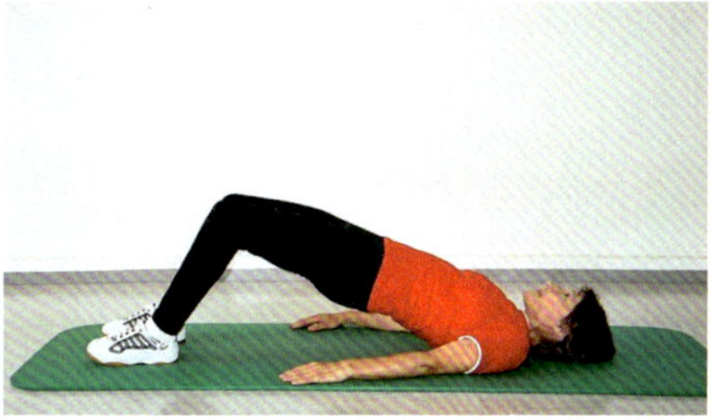

**Variante A Endstellung:** beidbeiniges Beckenheben

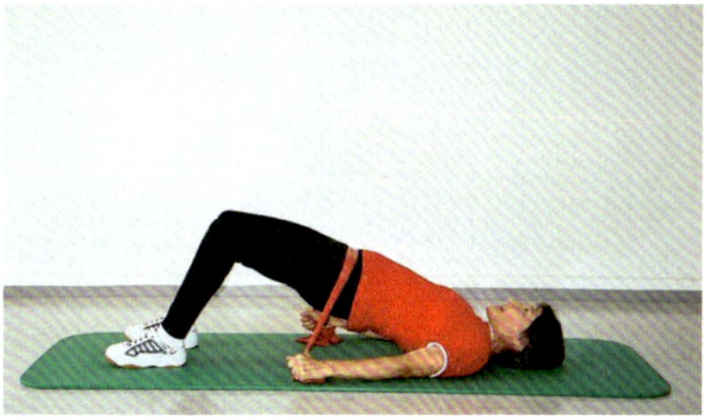

**Variante B Endstellung:** beidbeiniges Beckenheben gegen Widerstand des Gummibandes

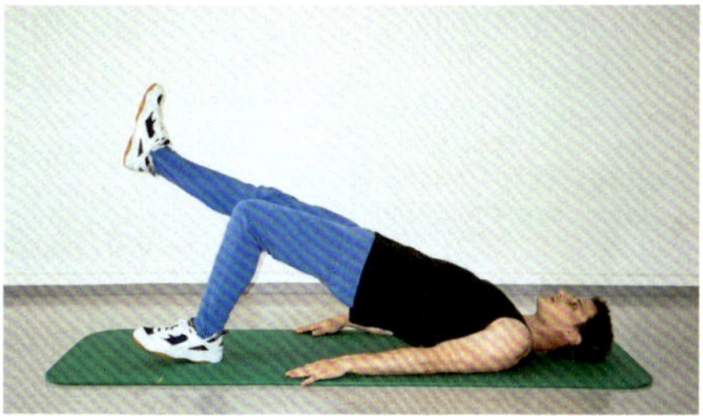

**Variante C Endstellung:** einbeiniges Beckenheben

## Beckenheben

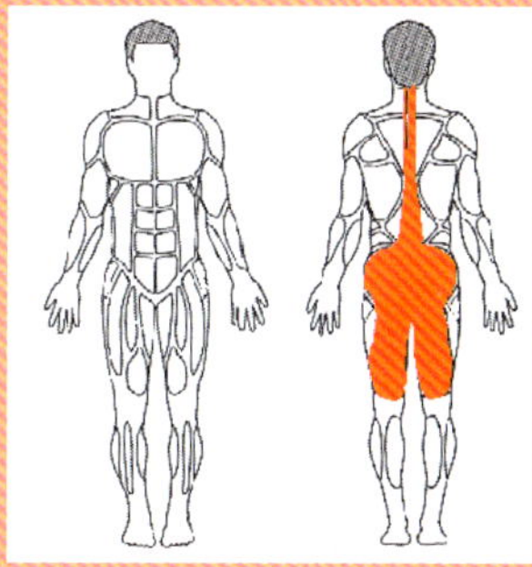

### Beanspruchte Hauptmuskulatur

- Rückenstreckmuskulatur
- Gesäßmuskulatur
- Beinbeugemuskulatur

### Übungsausführung

- Rückenlage mit angewinkelten Beinen
- kontrolliertes Heben des Beckens (Variante A u. B beidbeinig, Variante C einbeinig) bis Rumpf und Oberschenkel eine Gerade bilden
- langsames Senken des Beckens zur Ausgangsposition (Variante A u. B beidbeinig, Variante C einbeinig)

### Fehler

- ruckartiges Heben und Senken des Beckens
- Hohlkreuzbildung durch zu weites Beckenheben
- Zusammenpressen der Knie

## Kniebeugen

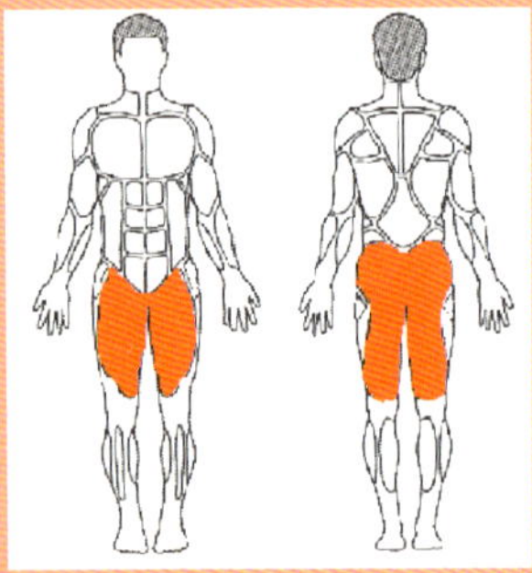

**Beanspruchte Hauptmuskulatur**

- vierköpfiger Beinstrecker
- Gesäßmuskulatur
- Beinbeugemuskulatur

**Übungsausführung**

- hüftbreiter Stand vor Stuhl (Variante C vor Fußbank) mit Blick geradeaus
- kontrolliertes Beugen der Knie bei geradem Rücken und gleichmäßiger Belastung der ganzen Fußsohle
- langsames Strecken der Beine zur Ausgangsposition ohne Beine ganz durchzudrücken

**Fehler**

- Oberkörper weit nach vorn gebeugt beim Beinbeugen und -strecken
- Anheben der Fersen beim Beinbeugen
- zu schnelle Übungsausführung

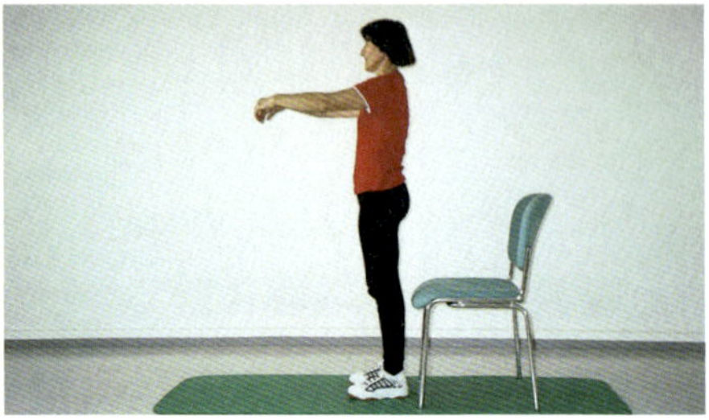

**Variante A Ausgangsstellung:** mit kurzem Sitz auf Stuhl

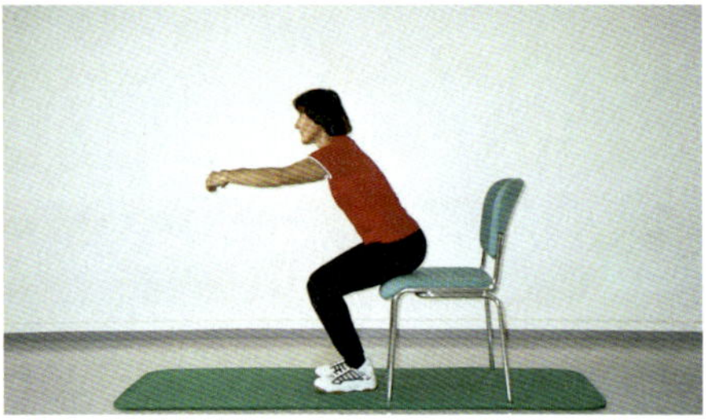

**Variante A Endstellung:** mit kurzem Sitz auf Stuhl

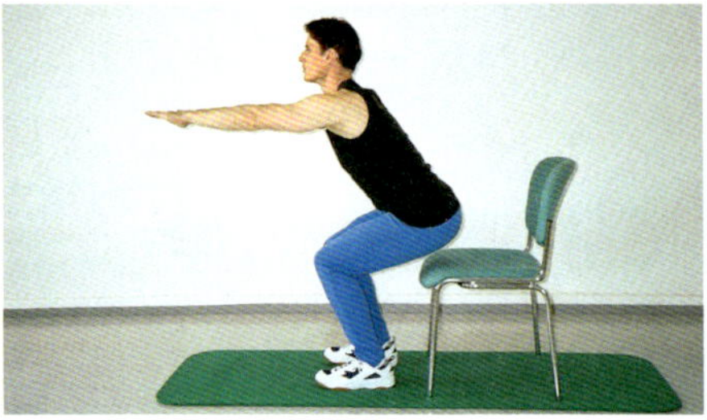

**Variante B Endstellung:** mit Stuhltuschierung

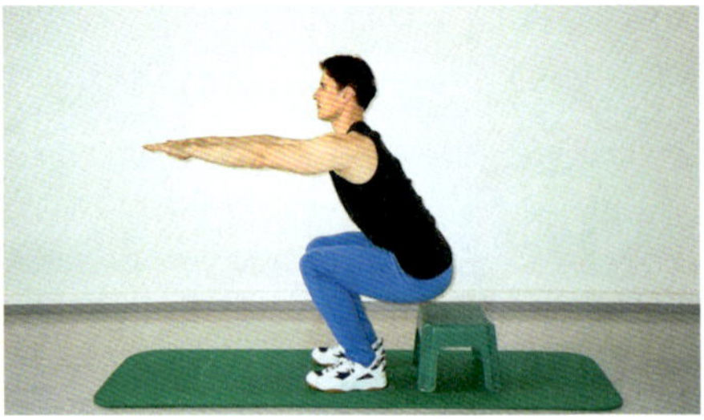

**Variante C Endstellung:** mit Fußbank

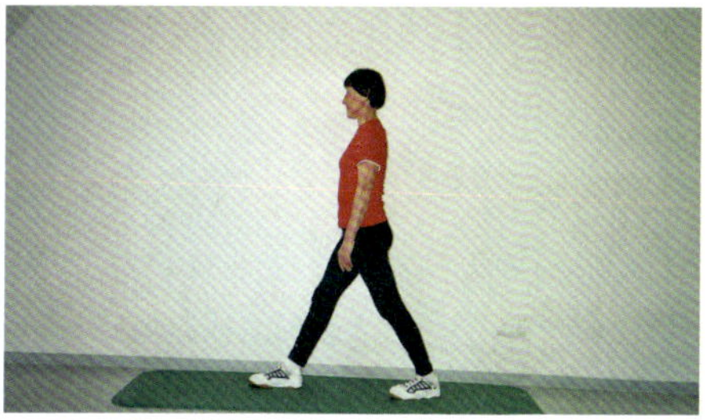

**Variante A Ausgangsstellung**

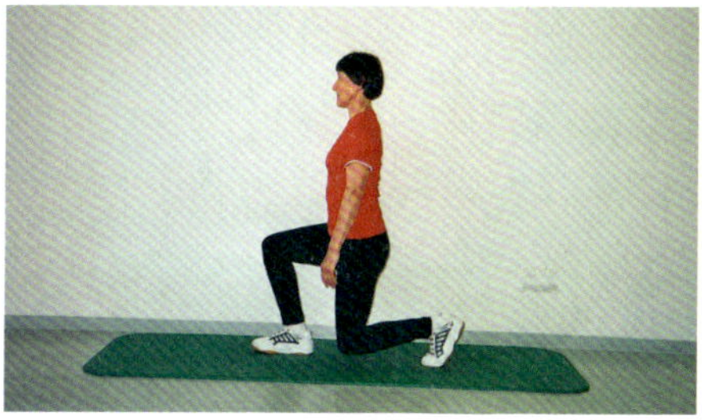

**Variante A Endstellung**

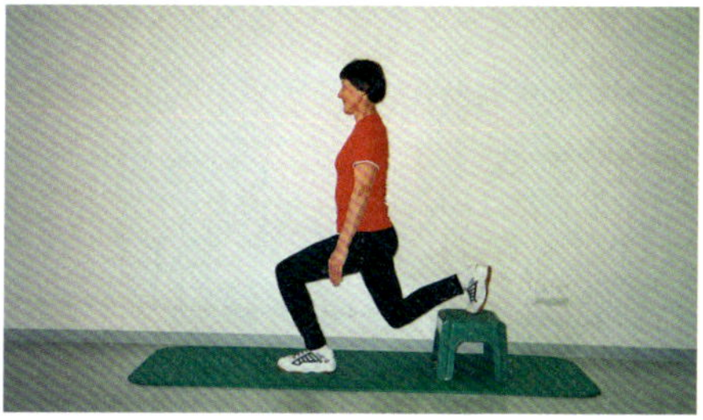

**Variante B Endstellung:** Ballen des hinteren Fußes auf Fußbank

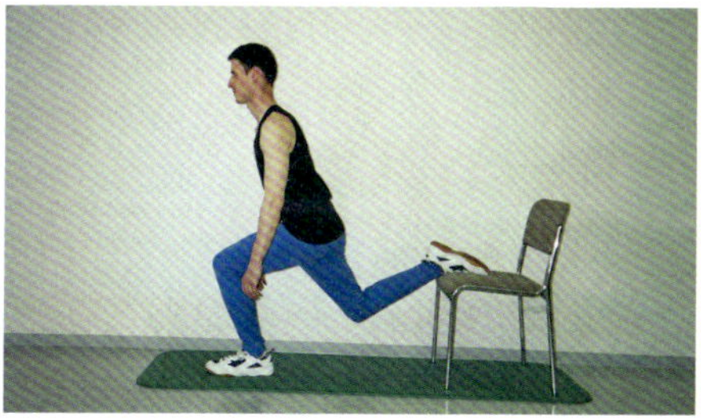

**Variante C Endstellung:** Fußrücken des hinteren Beines auf Stuhl

## Ausfallschrittkniebeugen

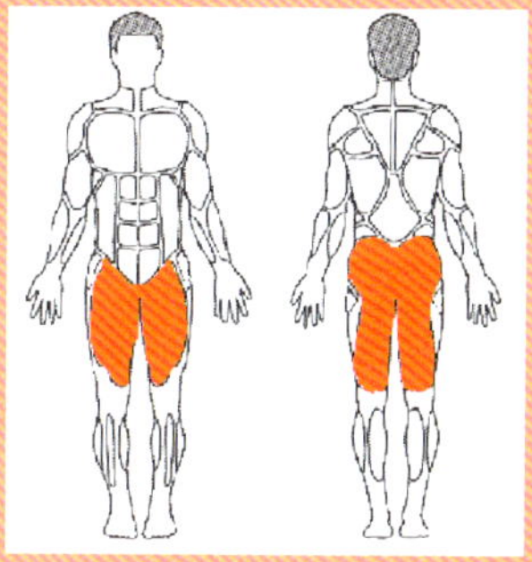

### Beanspruchte Hauptmuskulatur

- vierköpfiger Beinstrecker
- Gesäßmuskulatur
- Beinbeugemuskulatur

### Übungsausführung

- Schrittstellung mit etwa hüftbreit seitlich versetzten Füßen (bei Variante B steht der Ballen des hinteren Fußes auf einer Fußbank; bei Variante C liegt der Fußrücken auf einem Stuhl)
- kontrolliertes Beugen des vorderen Beines bei aufrechtem Oberkörper bis Ober- und Unterschenkel einen rechten Winkel bilden
- langsames Strecken des Beines zur Ausgangsposition
- nach entsprechender Wiederholungszahl beüben des anderen Beines

### Fehler

- Oberkörper nach vorn gebeugt beim Üben
- Anheben der Ferse des vorderen Beines beim Kniebeugen
- zu schnelle Bewegungsausführung
- vorderes Knie ragt über Fußspitze hinaus

## Ballen-Fersenstand-Heben

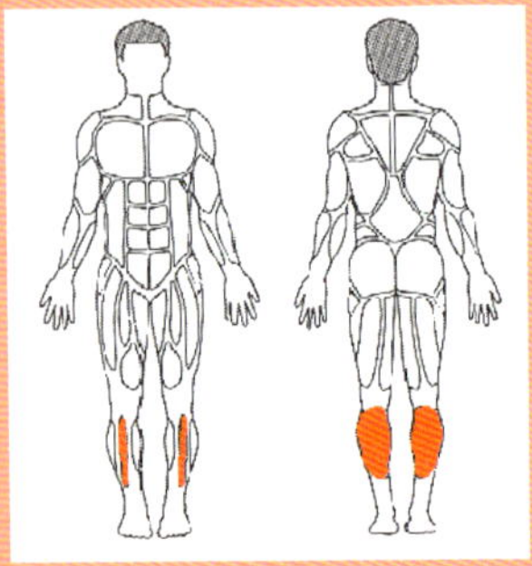

**Beanspruchte Hauptmuskulatur**

- Wadenmuskulatur
- vorderer Schienbeinmuskel

**Übungsausführung**

- kontrolliertes Heben der Fersen in den Ballenstand
- gefühlvolles, langsames Senken der Fersen und anschließendes Hochziehen der Fußspitzen zum Fersenstand
- langsames Senken der Fußspitzen zur Ausgangsposition

**Fehler**

- schwunghafte, schnelle Bewegungsausführung
- unvollständiges Anheben der Fersen bzw. Fußballen

**Hinweis:**

bei Varianten B und C bei Gleichgewichtsproblemen mit einer Hand abstützen

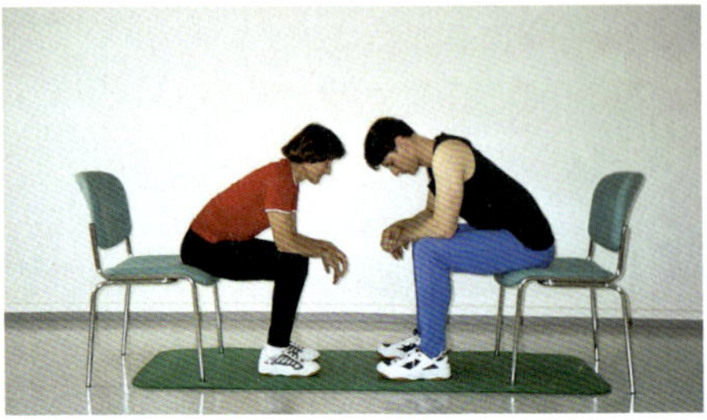

**Variante A Ausgangsstellung:** vornübergebeugt sitzend

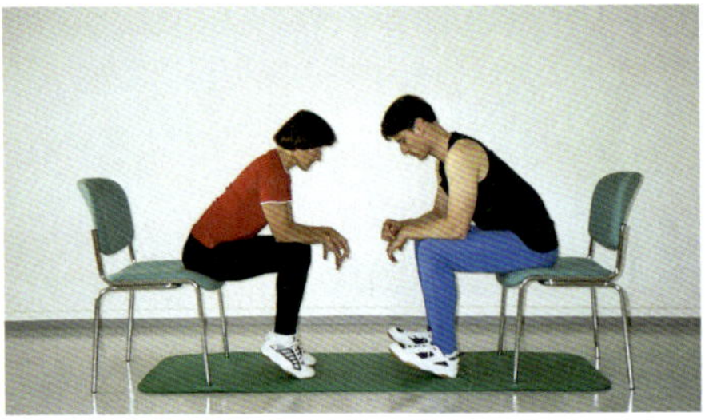

**Variante A Endstellung:** vornübergebeugt sitzend

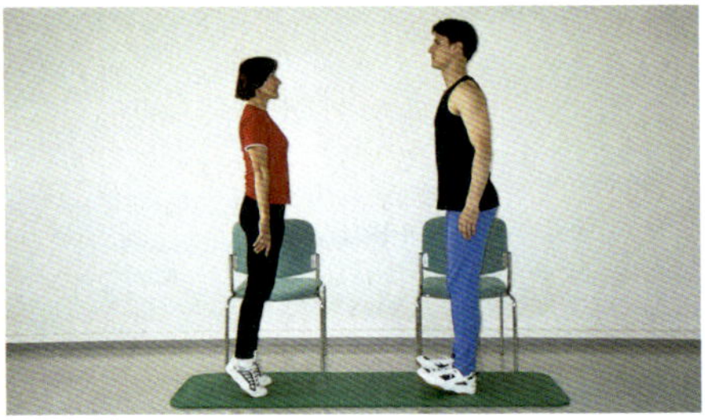

**Variante B:** beidbeinig stehend

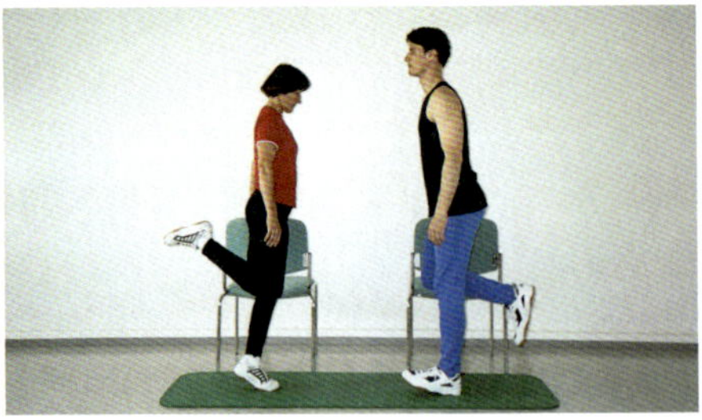

**Variante C:** einbeinig stehend

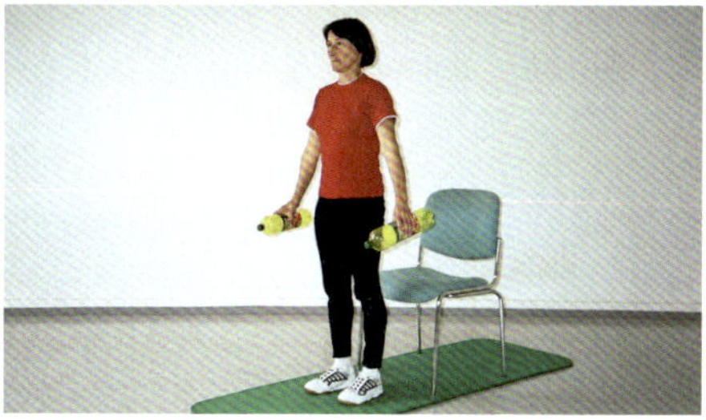

**Variante A Ausgangsstellung:** mit kurzem Sitz auf Stuhl

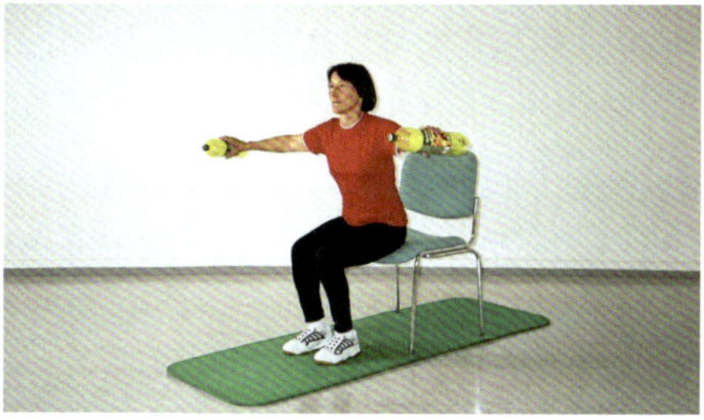

**Variante A Endstellung:** mit kurzem Sitz auf Stuhl

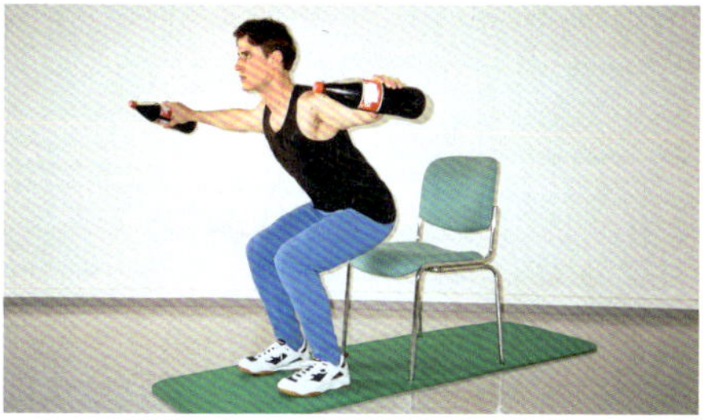

**Variante B Endstellung:** mit Stuhltuschierung

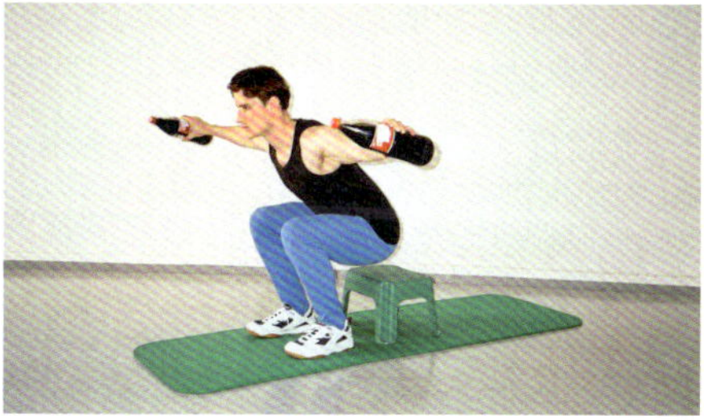

**Variante C Endstellung:** mit Fußbank

## Gesamtkörpermuskulatur

### Kniebeugen mit Armseitheben

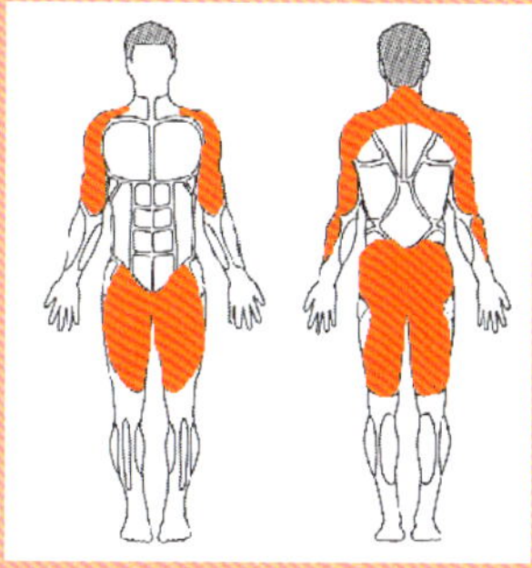

**Beanspruchte Hauptmuskulatur**

- Kapuzenmuskel
- Deltamuskel
- Armmuskeln
- vierköpfiger Beinstrecker
- Gesäßmuskulatur
- Beinbeugemuskulatur

**Übungsausführung**

- hüftbreiter Stand vor Stuhl (Variante C vor Fußbank); Arme in Tiefhalte mit Zusatzgewicht in Händen und Blick geradeaus
- kontrolliertes Beugen der Knie bei geradem Rücken und gleichzeitigem seitlichen Anheben der nahezu gestreckten Arme bis zur Waagerechten (Handflächen zeigen nach unten)
- langsames Strecken der Beine bei gleichzeitigem Senken der Arme zur Ausgangsposition

**Fehler**

- keine gleichmäßige Belastung der ganzen Fußsohle beim Beinbeugen und -strecken
- Anheben der Fersen beim Beinbeugen
- durchgedrückte (überstreckte) Arme
- Arme verlassen die seitliche Bewegungsbahn
- zu schnelle Übungsausführung

**Hinweis:**
Steigerung des Schwierigkeits- bzw. Belastungsgrades beim Armseitheben durch Erhöhung des Übungswiderstandes (z. B. schwerere Plastikgetränkeflasche oder stärkeres Buch)

### 4.5.3 Dehnungsteil

**Gestaltungshinweise**

Auf Dehnübungen sollte in keiner GMT-Übungseinheit verzichtet werden. Liegen bereits wesentliche Muskelverkürzungen vor, dann sollten die betreffenden Muskeln vor der Kräftigung gezielt gedehnt werden. Dadurch stehen im nachfolgenden Krafttrai-ning größere Gelenkamplituden bei der Bewegungsausführung zur Verfügung, was die Kraftentfaltung unterstützt und zur Verletzungsprophylaxe (u. a. Vermeidung von Muskelzerrungen bzw. -rissen) beiträgt.

Nach der Muskelkräftigung sind alle beanspruchten Muskelpartien systematisch zu dehnen. Die damit verbundene Förderung der Muskeldehnfähigkeit beugt Muskelverspannungen vor, wirkt sich positiv auf die Gelenkbeweglichkeit aus und sichert eine optimale muskuläre Trainierbarkeit und Leistungsfähigkeit. Darüber hinaus trägt die Muskeldehnung zur Befindlichkeitsverbesserung (Gefühl der Entspannung) bei.

Im Rahmen des Heim-GMT ist die permanente Dehnung (Dauerdehnung) die Methode der Wahl. Für sie spricht vor allem, dass sie leicht erlernbar, allein ausführbar sowie kaum verletzungsträchtig ist.

Die nachfolgenden Übungen dehnen die wichtigsten Muskelgruppen nach dieser Methode. Es kommt darauf an, dass die jeweils abgebildete Dehnposition langsam eingenommen und anfangs 15 bis 20 Sekunden, später bis zu 30 Sekunden aufrechterhalten wird. Ein leichtes Ziehen im zu dehnenden Muskel ist normal, Schmerzen dürfen jedoch nicht auftreten. Während der Dehnphase sind ruckartige Bewegungen (Wippen, Federn) auszuschließen und der normale Atemrhythmus ist beizubehalten. Eine Dehnung wird pro Muskelgruppe zwei- bis dreimal ausgeführt.

## Dehnung der Hals- und Nackenmuskulatur

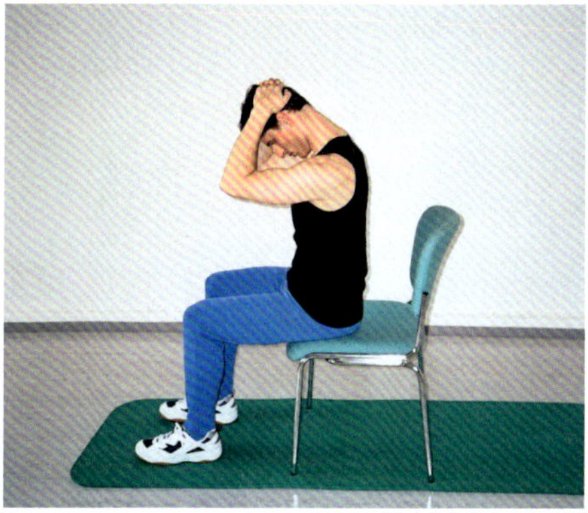

### Dehnung von hinterer Hals-Nackenmuskulatur

**Übungsausführung**

Den Kopf gefühlvoll mit den Händen nach vorn ziehen bis Dehnungsgefühl (leichtes Ziehen im Nackenbereich) auftritt. Kinn dabei Richtung Brustbein führen (Doppelkinn).

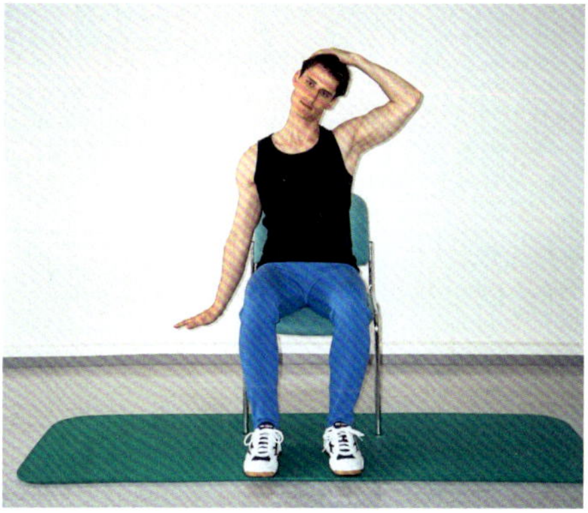

### Dehnung von seitlicher Hals-Nackenmuskulatur

**Übungsausführung**

Den Kopf  von der Gegenseite erfassen und seitwärts zur Schulter ziehen (Blickrichtung geradeaus). Die Schulter der anderen Seite nach unten schieben (Arm in Richtung Boden stemmen).

## Dehnung der Arm- und Schultermuskulatur

### Dehnung von dreiköpfigem Armstrecker

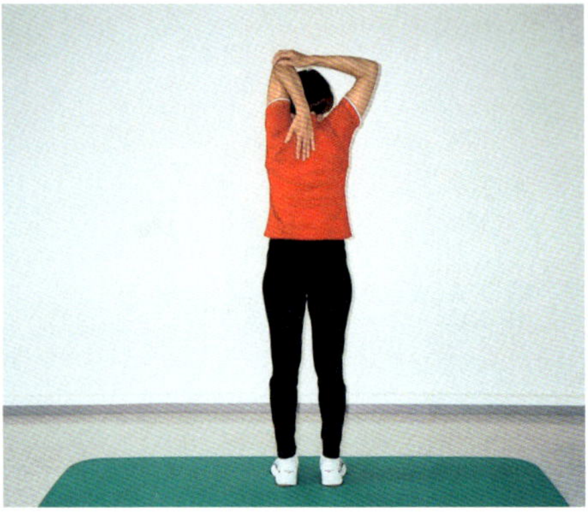

**Übungsausführung**

Eine Hand hinter den Kopf zwischen die Schulterblätter legen und soweit es geht rückenabwärts greifen. Die freie Hand drückt den Ellenbogen gefühlvoll nach hinten unten, bis der Dehnreiz (leichtes Ziehen) auf der Oberarmrückseite fühlbar ist.

### Dehnung von Brustmuskulatur, zweiköpfigem Armbeuger und vorderem Deltamuskel

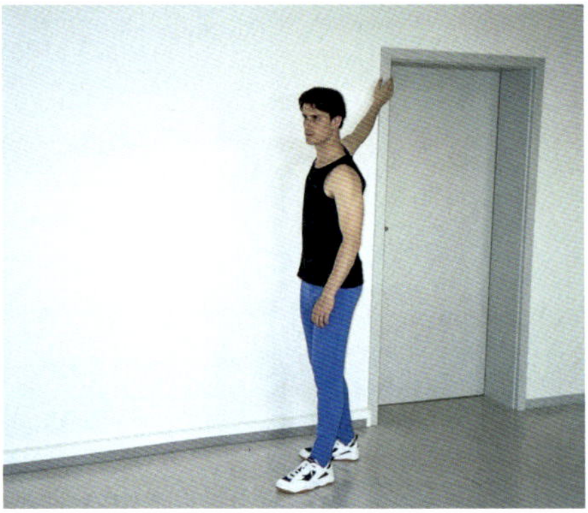

**Übungsausführung**

Schrittstellung neben der Wand. Handfläche des nach hinten gestreckten Armes etwas über Schulterhöhe an die Wand legen. Hüfte und Oberkörper kontrolliert nach vorn Drehen bis leichtes Ziehen im Arm-Schulter-Brustbereich spürbar ist.

### Dehnung von Brustmuskulatur und zweiköpfigem Armbeuger

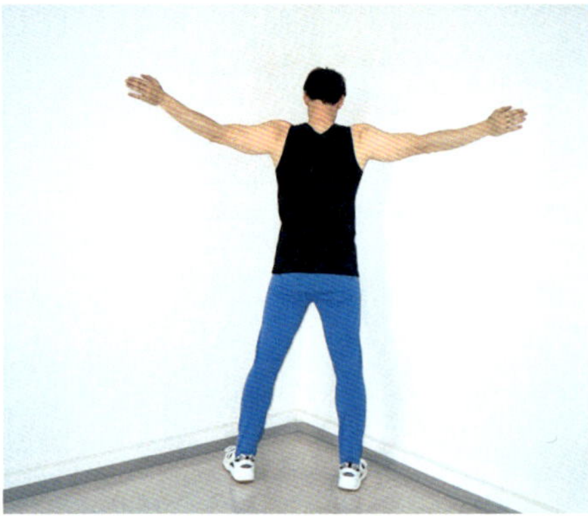

**Übungsausführung**

Stand in der Ecke mit seitlich in Schulterhöhe ausgestreckten Armen; Handflächen berühren die Wand. So dicht an die Ecke herantreten, bis es zur merklichen Dehnung im Brust-Schulter-Armbereich kommt.

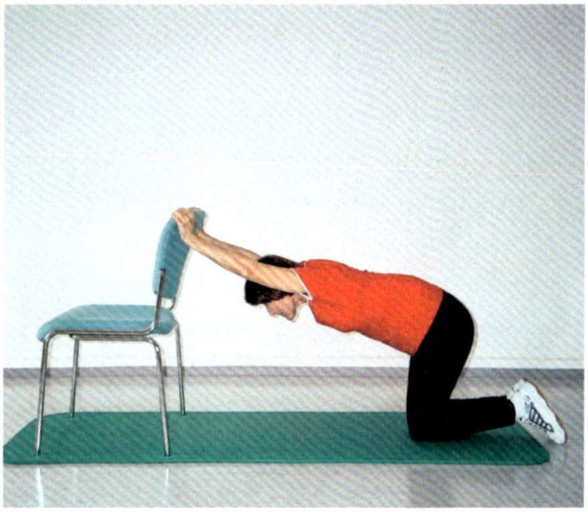

## Dehnung von Brustmuskulatur und breitem Rückenmuskel

**Übungsausführung**

Kniestand vor dem Stuhl. Die Hände der schulterbreit nach vorn gestreckten Arme erfassen die Stuhllehne. Danach wird der Oberkörper bis zur erwünschten Dehnung nach unten gedrückt. Der Rücken ist dabei gerade (keine Hohlkreuzbildung!)

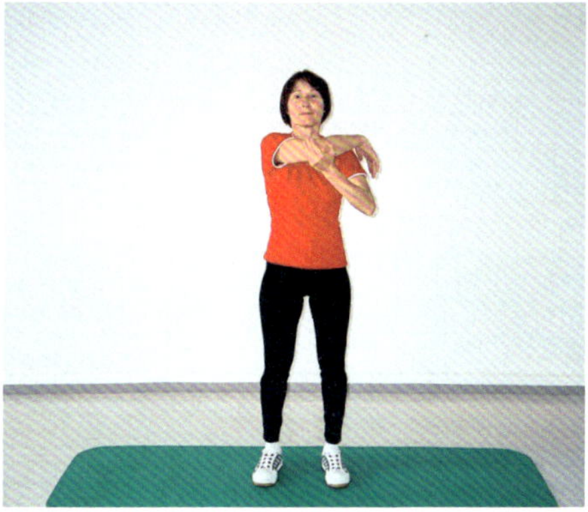

## Dehnung von Deltamuskel (hinterer Anteil), Kapuzenmuskel, Rautenmuskeln

**Übungsausführung**

Den Ellenbogen eines Armes in Schulterhöhe umfassen und in Richtung gegenüberliegende Schulter ziehen. Dabei Oberkörper nicht verdrehen.

## Dehnung der Rumpfmuskulatur

### Dehnung von schräger Bauchmuskulatur, viereckigem Lendenmuskel und breitem Rückenmuskel

**Übungsausführung**

Stand mit gekreuzten Beinen und nach oben gestreckten Armen, Hände ineinander gefasst. Oberkörper zur Seite neigen, Hände schräg nach oben führen und gleichzeitig Becken zur entgegengesetzten Seite schieben bis Dehnung auf der Rumpfaußenseite spürbar ist. Bei der Oberkörperneigung nach links steht das linke Bein vorn und umgekehrt. Während des Dehnens nicht mit dem Becken oder Oberkörper nach vorn oder hinten ausweichen.

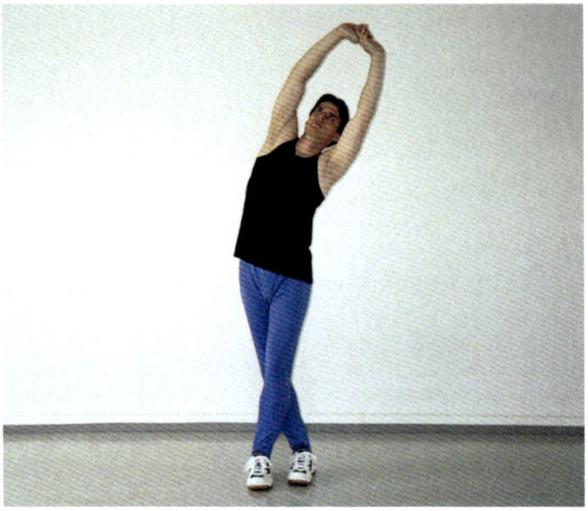

### Dehnung von schräger Bauchmuskulatur, viereckigem Lendenmuskel und breitem Rückenmuskel

**Übungsausführung**

Einseitiger Kniestand mit seitlich abgespreiztem Bein. Arm neben dem Knie abstützen, Oberkörper zur Seite neigen und gleichzeitig freien Arm über den Kopf führen. Das Becken nach vorn drücken und Körper schräg nach oben strecken bis ein Ziehen auf der Rumpfaußenseite fühlbar ist.

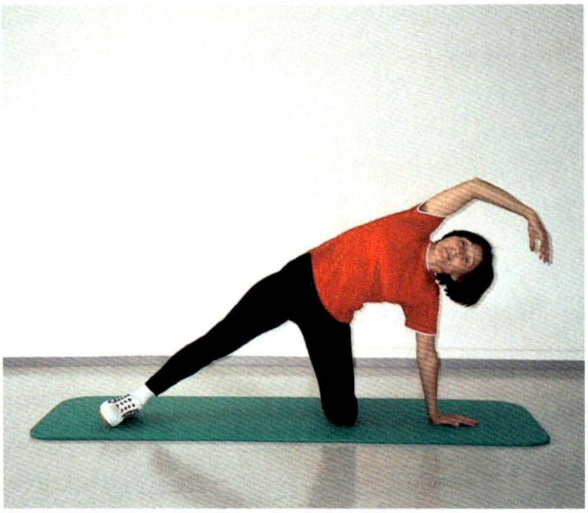

### Dehnung von Bauchmuskulatur und Brustmuskulatur

**Übungsausführung**

Rückenlage mit gestreckten Beinen und über den Kopf ausgestreckten Armen. Hände und Füße möglichst weit vom Körper wegschieben, so dass auf der Rumpfvorderseite ein Ziehen verspürt wird.

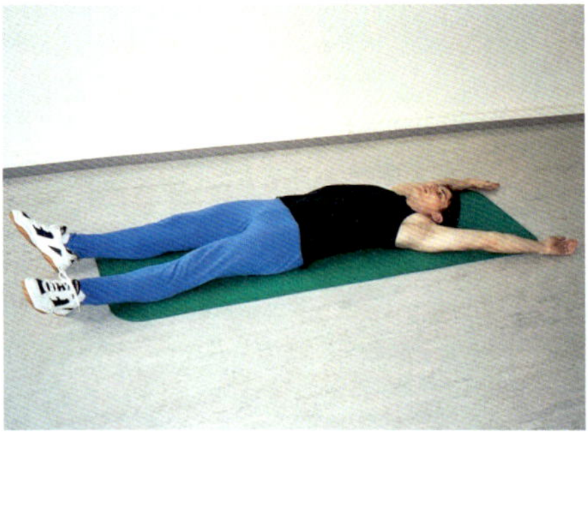

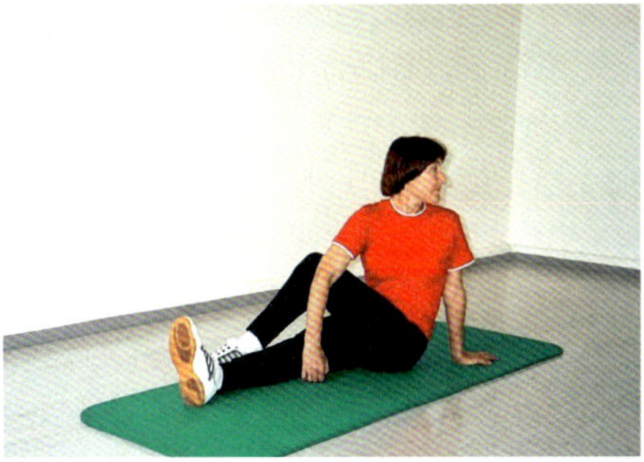

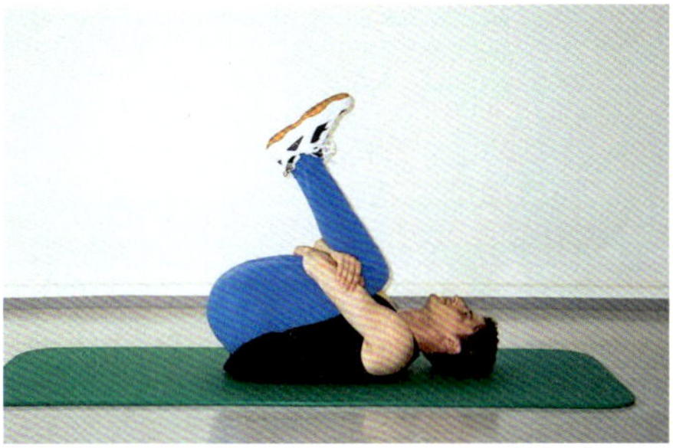

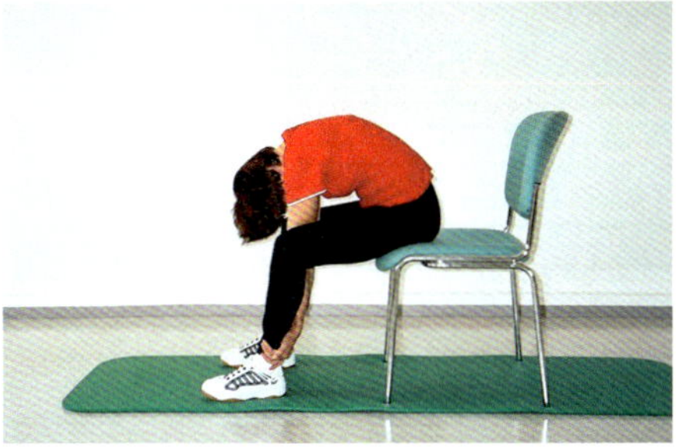

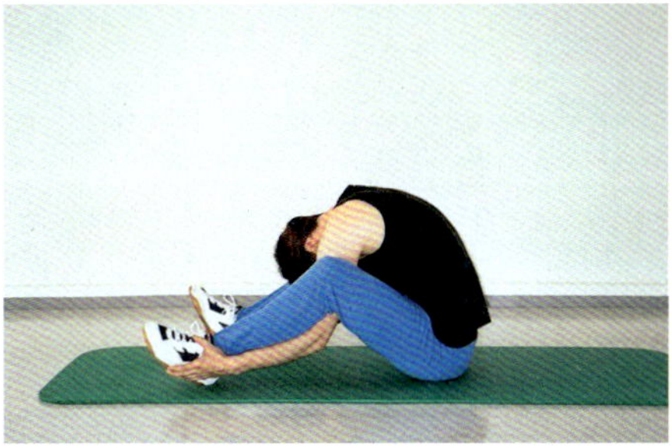

## Dehnung von schräger Bauchmuskulatur und Gesäßmuskulatur

**Übungsausführung**

Im Strecksitz linkes Bein beugen und über dem gestreckten rechten Bein in Kniehöhe absetzen. Kopf und Oberkörper weit nach links drehen und rechten Arm über das linke Knie nach unten führen. Der rechte Arm drückt gegen das linke Knie und die linke Hand ist hinter dem Rücken aufgesetzt.

## Dehnung von Rückenstreckmuskulatur (unterer Anteil)

**Übungsausführung**

In Rückenlage die angezogenen Beine in den Kniekehlen umfassen und dicht an die Brust heranziehen. Oberkörper und Kopf sollen dabei entspannt liegen bleiben. Der Dehnreiz muss im unteren Rückenbereich fühlbar sein.

## Dehnung von Rückenstreckmuskulatur

**Übungsausführung**

Sitz auf einem Stuhl oder Hocker mit etwa schulterbreit geöffneten Füßen. Oberkörper mit gesenktem Kopf nach vorn beugen, durch die Beine die Fußgelenke von außen umfassen und Rücken ganz runden bis Dehnreiz vor allem im unteren Rücken spürbar ist. Leichter Zug der Hände an Knöcheln kann die Dehnung verstärken.

**Hinweis**

Die Übung kann auch im Sitz auf dem Boden mit rechtwinklig gebeugten Kniegelenken und leicht gespreizten Beinen ausgeführt werden (s. Übungsmodifikation).

# Dehnung der Hüftmuskulatur

## Dehnung von Gesäßmuskulatur

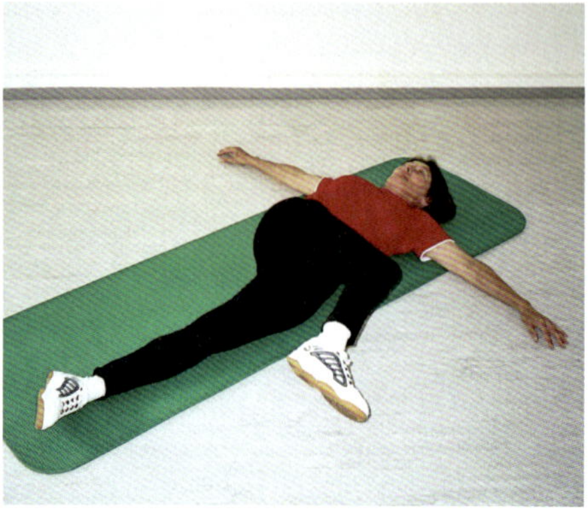

### Übungsausführung

Rückenlage, ein Bein ist gestreckt und das andere im Knie- und Hüftgelenk rechtwinklig gebeugt. Die Arme befinden sich in Seithalte. Gebeugtes Bein langsam seitlich über das gestreckte Bein führen bis Ziehen im Gesäß fühlbar ist. Die Schultern bleiben dabei am Boden liegen.

### Hinweis

Zur Verstärkung der Dehnung kann das Knie des gebeugten Beines gefühlvoll mit der Gegenhand nach unten gezogen werden.

## Dehnung von Gesäßmuskulatur

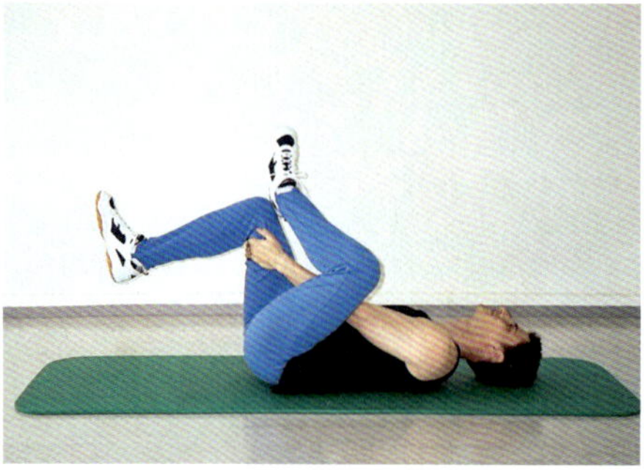

### Übungsausführung

In Rückenlage ein Bein anbeugen und Fuß des anderen Beines auf das Knie des gebeugten Beines legen. Den Oberschenkel des gebeugten Beines mit beiden Händen erfassen und vorsichtig in Richtung Oberkörper ziehen bis Dehnreiz im Gesäß spürbar ist. Das aufliegende Bein ist dabei nach außen abgespreizt.

## Dehnung von innerer Oberschenkelmuskulatur

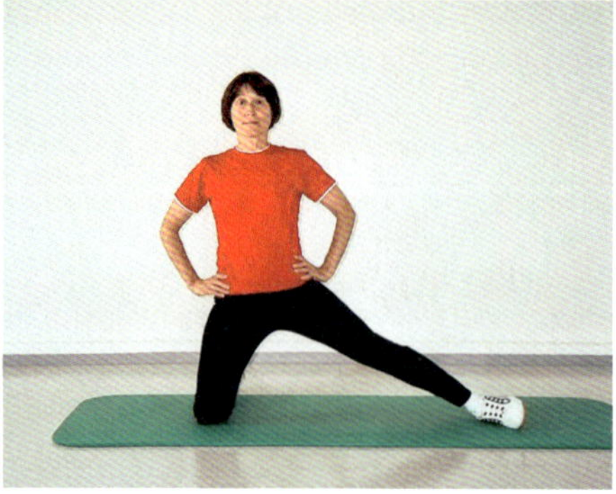

### Übungsausführung

Kniestand mit aufrechtem Oberkörper. Ein Bein seitlich abspreizen und den Fuß kontrolliert weiter nach außen schieben bis ein Ziehen auf der Oberschenkelinnenseite fühlbar ist. Fuß gerade auf innerem Fußrand halten.

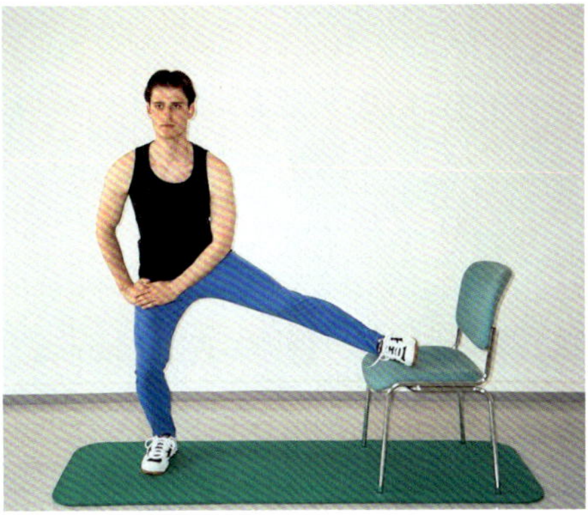

## Dehnung von innerer Oberschenkelmuskulatur

**Übungsausführung**

Ein Bein gestreckt mit der Fußinnenseite auf erhöhte Unterlage (Stuhl, Hocker) legen. Knie des Standbeines langsam beugen bis die Dehnung im aufgelegten Bein (Oberschenkelinnenseite) spürbar ist. Hände sind auf gebeugten Bein oder zum besseren Gleichgewichtserhalt an einem feststehenden Gegenstand gestützt.

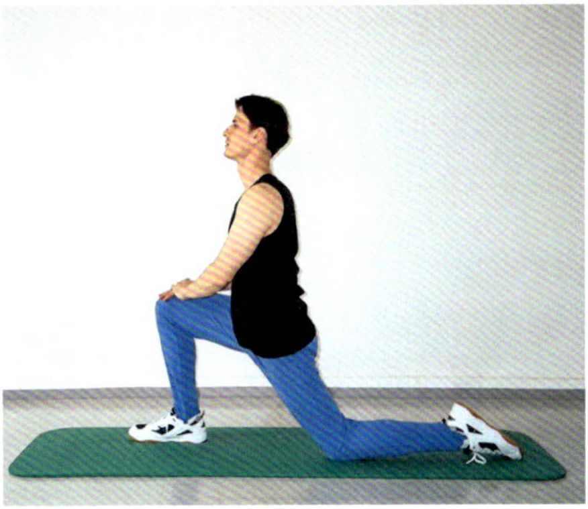

## Dehnung von Hüftbeugemuskulatur

**Übungsausführung**

Einseitiger Kniestand mit weit vorn aufgesetztem Fuß (Kniewinkel des vorderen Beines über 90°). Hände sind am vorderen Knie abgestützt. Bei geradem Oberkörper Becken nach vorn unten schieben bis die Dehnung in der Weichengegend fühlbar ist.

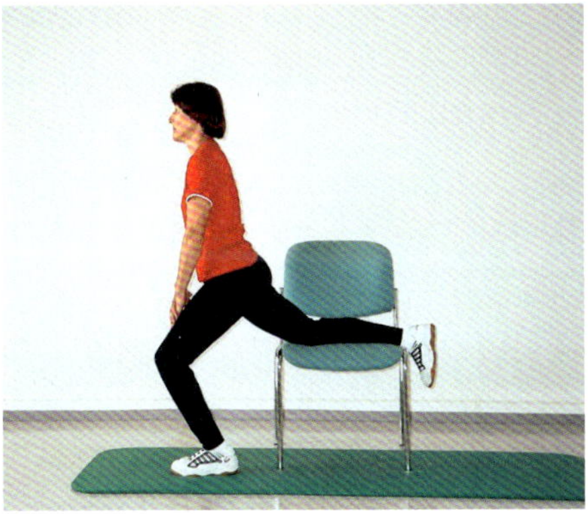

## Dehnung von Hüftbeugemuskulatur

**Übungsausführung**

Einseitiger Kniestand auf einem Stuhl oder Hocker. Bei geradem Oberkörper Standbein beugen und Becken schräg nach vorn unten schieben bis ein Ziehen in der Weichengegend spürbar ist.

## Dehnung der Beinmuskulatur

### Dehnung von vorderer Oberschenkelmuskulatur

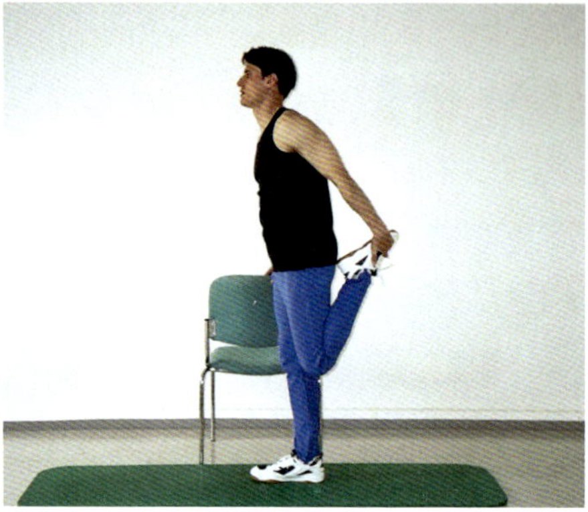

**Übungsausführung**

Stand mit einer Hand abgestützt. Mit freier Hand gleichseitigen Fuß erfassen und Ferse in Richtung Gesäß ziehen. Danach noch Knie leicht nach hinten Drücken bis auf der Oberschenkelvorderseite der Dehnreiz spürbar ist. Oberkörper ist ständig aufrecht (kein Hohlkreuz). Darauf achten, dass das Knie beim Dehnen gerade nach unten zeigt (kein Abspreizen).

### Dehnung von vorderer Oberschenkelmuskulatur

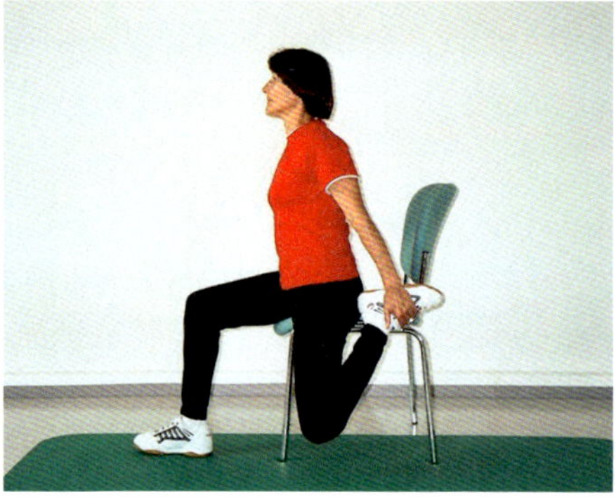

**Übungsausführung**

Sitz auf einem Stuhl mit einer Gesäßhälfte. Das Bein dieser Seite steht fest vor dem Stuhl. Anderes Bein neben den Stuhl stellen, wobei das Knie zum Boden zeigt. Den Fuß des neben dem Stuhl stehenden Beines erfassen, Richtung Gesäß ziehen und das zum Boden zeigende Knie leicht nach hinten drücken bis auf der Oberschenkelvorderseite ein Ziehen fühlbar ist.

**Hinweis**

Der Fuß des zu dehnenden Beines kann auch in eine Handtuchschlaufe gelegt und so Richtung Gesäß gezogen werden (s. Übungsmodifikation).

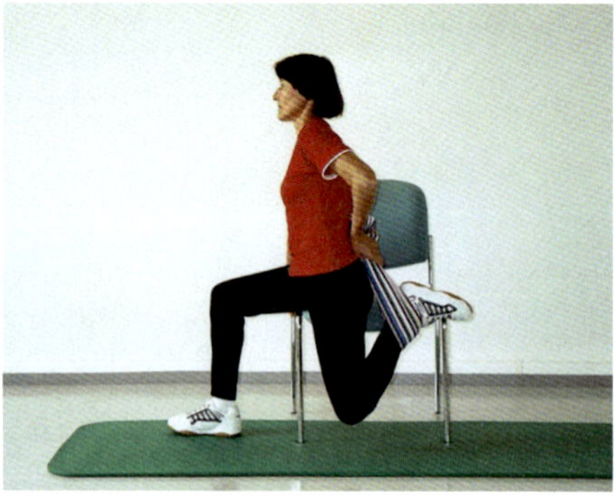

Übungsmodifikation

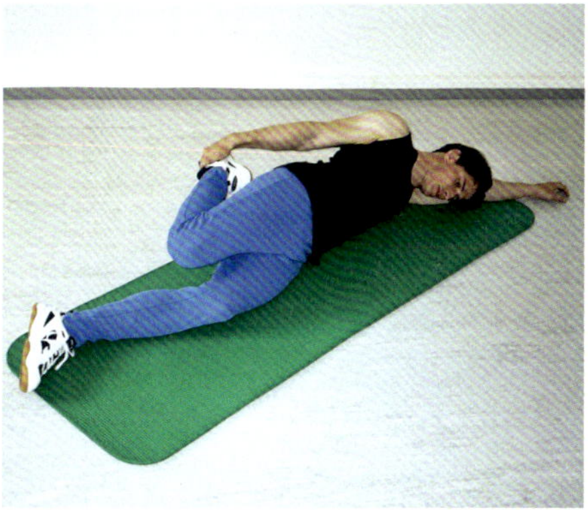

## Dehnung von vorderer Oberschenkelmuskulatur

### Übungsausführung

Seitlage, unteres Bein leicht gebeugt. Fuß des oberen Beines erfassen, Ferse behutsam Richtung Gesäß ziehen und Knie leicht nach hinten drücken bis Dehnung auf Oberschenkelvorderseite spürbar ist.

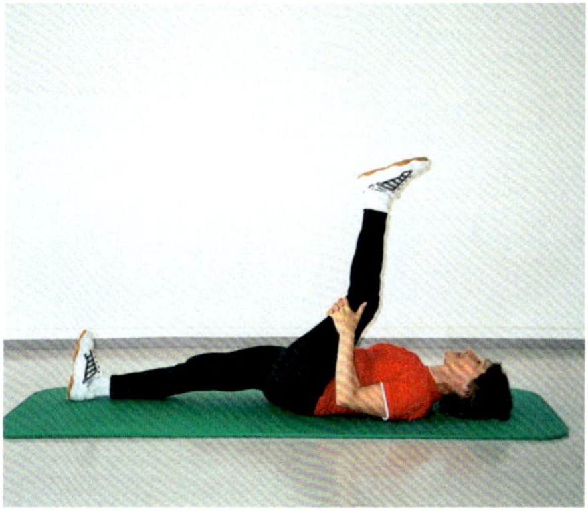

## Dehnung von hinterer Oberschenkelmuskulatur

### Übungsausführung

Aus der Rückenlage ein Bein mit beiden Händen in der Kniekehle umfassen und an die Brust heranziehen. Das Gegenbein wird aktiv gestreckt. Nun das angezogene Bein so weit im Kniegelenk strecken bis auf der Beinrückseite ein Ziehen zu spüren ist.

### Hinweis

Wird nach der Streckung des angebeugten Beines zusätzlich noch die Fußspitze Richtung Schienbein gezogen erfolgt zudem noch eine Dehnung der Wadenmuskulatur (insbes. Schollenmuskel).

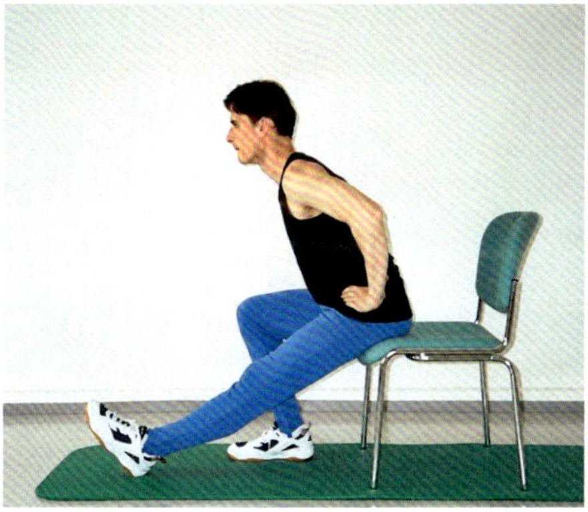

## Dehnung von hinterer Oberschenkelmuskulatur

### Übungsausführung

Sitz auf dem vorderen Teil der Sitzfläche eines Stuhles oder Hockers. Ein Bein ist angewinkelt. Das andere Bein wird nach vorn gestreckt und mit der Ferse aufgesetzt (Fußspitze leicht angezogen). Oberkörper mit geradem Rücken nach vorn neigen bis auf der Beinrückseite die Dehnung fühlbar ist.

## Dehnung von Wadenmuskulatur (insbes. Zwillingswadenmuskel)

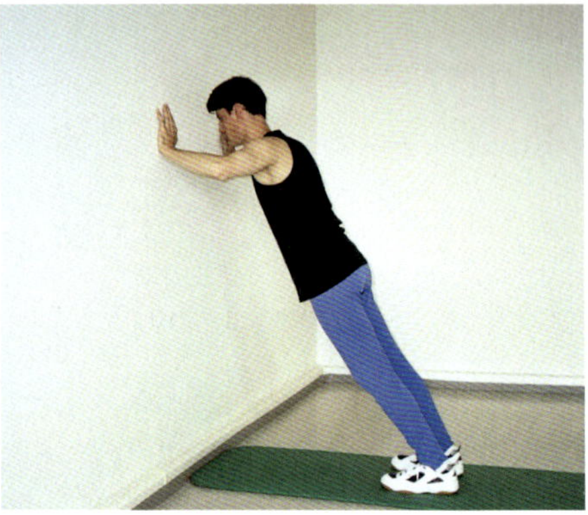

### Übungsausführung

Stand mit Händen abgestützt an einer Wand, Knie durchgedrückt, Zehenspitzen zeigen gerade nach vorn und Fersen sind am Boden. Armbeugen und dadurch bedingtes Nach-vorn-Schieben des gestreckten Körpers bei am Boden befindlichen Fersen bis Wadendehnung spürbar ist.

### Hinweis

Werden in der oben beschriebenen Dehnstellung die Knie gebeugt (Fersen auch hier am Boden!) kommt es vor allem zur verstärkten Dehnung der tiefen Wadenmuskulatur (Schollenmuskel) (s. Übungsmodifikation).

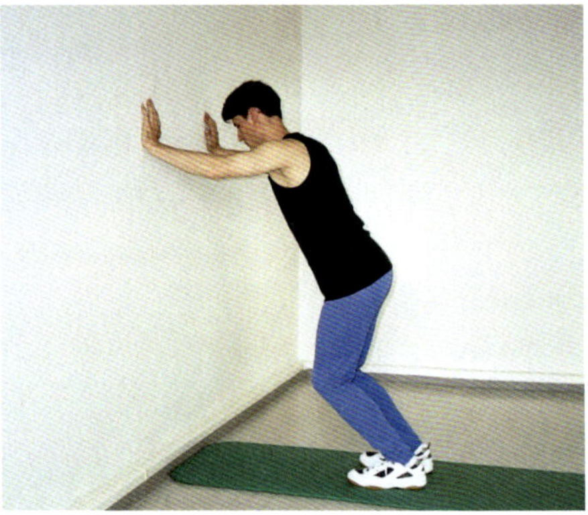

Übungsmodifikation

## Dehnung von Wadenmuskulatur (insbes. Zwillingswadenmuskel)

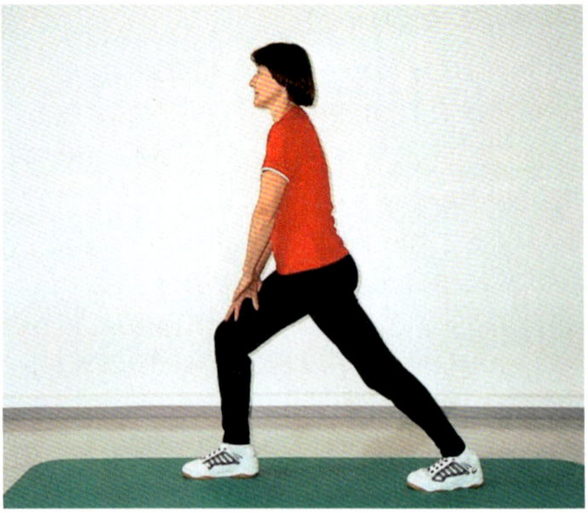

### Übungsausführung

Schrittstellung, Zehenspitzen beider Füße zeigen gerade nach vorn. Das Knie des vorderen Beines beugen (nach vorne schieben) bis im gestreckten hinteren Bein (Ferse bleibt am Boden!) im Wadenbereich ein Ziehen spürbar ist.

### Hinweis

Die Wadendehnung kann verstärkt werden, wenn das vordere Drittel des hinteren Fußes auf einem Buch steht.

### 4.5.4 Entlastungs- und Entspannungsteil

**Gestaltungshinweise**

Den Abschluss eines jeden GMT sollten Entlastungs-, Lockerungs- und Entspannungsübungen bilden. Sie helfen mit, dass sich der Körper insgesamt relativ schnell von Arbeit auf Ruhe umstellen und damit gut regenerieren kann. Neben den beruhigenden, stimmungsaufhellenden Wirkungen auf die Psyche, die durch ergänzende Atemübungen verstärkt werden können, kommt es u. a. zur Förderung der Durchblutung und damit Nährstoffversorgung der zuvor belasteten Muskeln, Sehnen und Bänder. Gelenkknorpel und Bandscheiben füllen sich rasch mit Gewebeflüssigkeit auf. Wirbelsäule und Gelenke werden so vor vorzeitiger Abnutzung geschützt und ihre Belastbarkeit sowie Funktionsfähigkeit wird aufrechterhalten bzw. verbessert. Die Begünstigung der Regeneration ist als wesentliche Voraussetzung für eine Optimierung der angestrebten gesundheitsfördernden organismischen Anpassungen anzusehen.

**Übungen zur Auswahl**

Neben Lockerungsübungen (u. a. Schüttel- und Schwungbewegungen, kreisende Bewegungen, Klopfungen der Muskulatur, Extremitäten „fallen lassen") sind vor allem nachfolgende *Entlastungs- und Entspannungsübungen* von besonderer Bedeutsamkeit.

### Hakenposition

**Wirkung**

- Entlastung der Wirbelsäule (insbesondere Lendenbereich)

**Übungsausführung**

So auf einen Stuhl oder Hocker legen, dass das Hüftgelenk frei beweglich ist. Füße ruhen auf dem Boden. Beine sind gebeugt und hängen locker nach unten, ohne dass die Knie den Boden berühren. Im Lendenwirbelsäulenbereich muss eine leichte Zugwirkung zu spüren sein. Bei gleichmäßiger Atmung entspannen, Augen schließen und im ganzen Körper Schwere und Ruhe verspüren. Mindestens 2 Minuten so verharren.

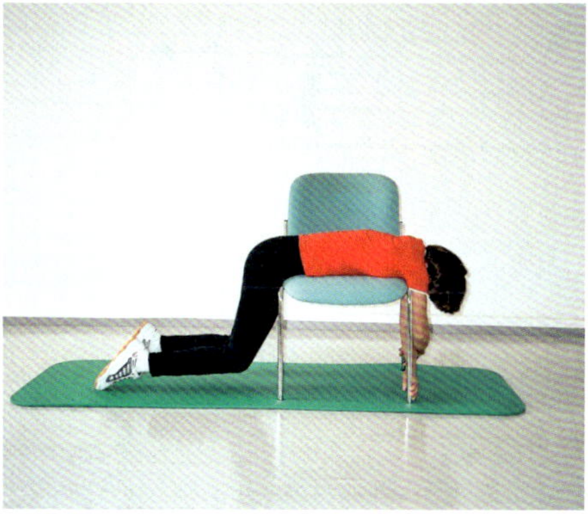

## Aushängen mit Fußaufsatz

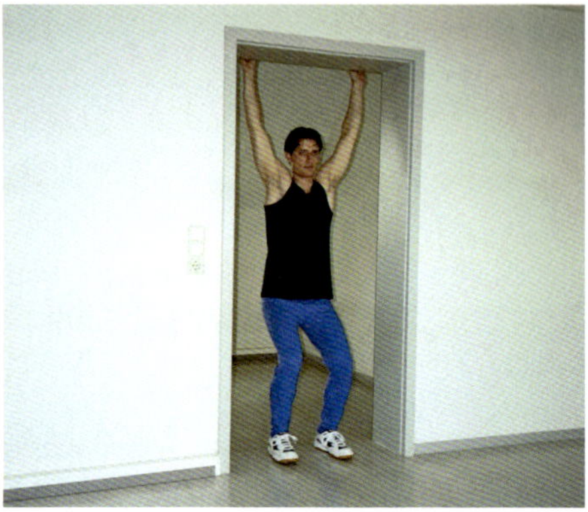

**Wirkung**

- Entlastung der Wirbelsäule

**Übungsausführung**

So an eine Stange oder ähnlichen Gegenstand (z. B. Türrahmen oder Sprossenwand) hängen, dass der Körper bei gebeugten Hüftgelenken mit den Füßen leicht abgestützt werden kann. Bei gleichmäßiger Atmung so lange hängen bleiben, wie man sich wohl fühlt.

## Beinpendeln

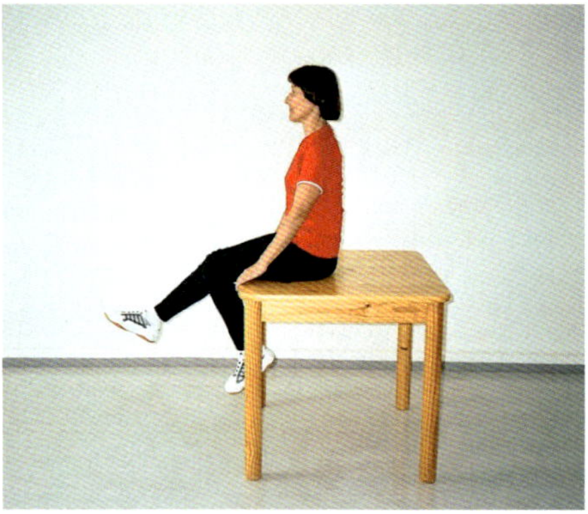

**Wirkung**

- Entlastung der Kniegelenke
- Entspannung der Beinmuskulatur

**Übungsausführung**

Sitz auf erhöhter Unterlage (z. B. Tisch). Lockeres wechselseitiges Vor- und Zurückpendeln der Unterschenkel mindestens 2 Minuten lang.

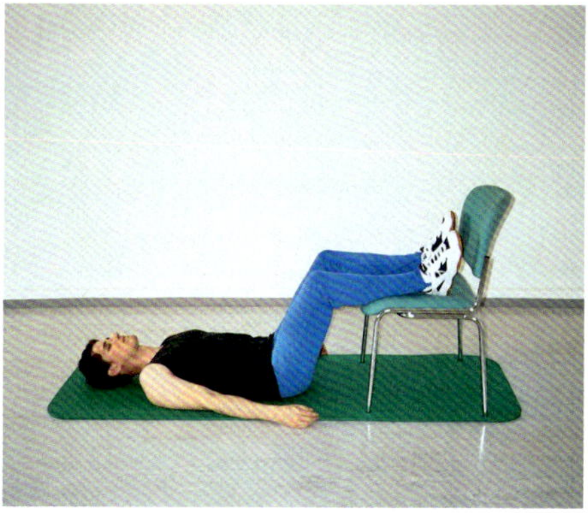

## Stufenlagerung

**Wirkung**

- Entlastung der Wirbelsäule (insbesondere Lendenbereich)
- Ganzkörperentspannung

**Übungsausführung**

Rückenlage mit 90 Grad gebeugtem Hüft- und Kniegelenk; Unterschenkel liegen auf einem Stuhl oder Hocker. Augen schließen. Tief über ca. 7 Sekunden hinweg einatmen und anschließend ganz langsam und tief über 10 bis 15 Sekunden hinweg wieder ausatmen. Auf diese Art und Weise die Atmung insgesamt 3 bis 5 Minuten fortführen.

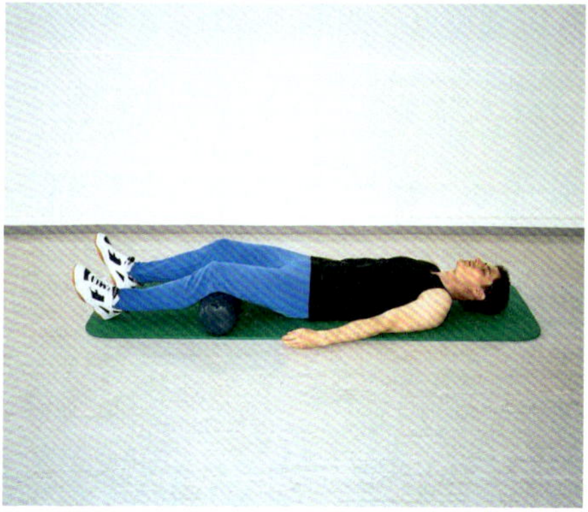

## „Totenstellung"

**Wirkung**

- Ganzkörperentspannung und -entlastung

**Übungsausführung**

Rückenlage mit einer Deckenrolle unter den Knien. Die im Ellenbogengelenk leicht gebeugten Arme liegen locker neben dem Körper. Die Beine sind leicht gespreizt und die Fußspitzen fallen locker nach außen. Bei geschlossenen Augen das gleichmäßige und ruhige Ein- und Ausatmen sowie die damit verbundene Bewegung des Bauches (Heben und Senken der Bauchdecke) innerlich beobachten. 3 bis 5 Minuten so den Atemrhythmus passiv erleben.

## 4.6 Beispiel-Muskeltrainingsprogramme

Für ein wirkungsvolles GMT ist die richtige Übungsauswahl und Übungsreihung entscheidend. Die nachfolgenden Übungsprogramme sollen den Einstieg ins GMT erleichtern und die Zusammenstellung weiterer eigener Programme unterstützen.

### 4.6.1 Normalprogramm

Bei diesem Programm ist eine günstige Aufwand-Nutzen-Relation gegeben. Es wird ein zeitökonomisches Training mit optimalen leistungs- und gesundheitsfördernden Effekten ermöglicht.

### Mobilisation und Aufwärmung (A)

**Übungshinweise**

- jede Übung 30 bis 60 sec in gemäßigtem Tempo durchführen
- zwischen den Übungen ohne größere Pause wechseln
- Übungsreihe (A1 bis A3) zweimal absolvieren

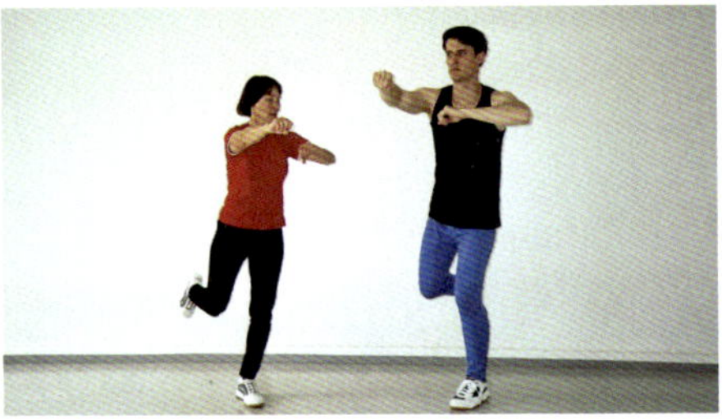

**A 1 Laufen mit Boxen**
Laufen auf der Stelle mit Armstrecken nach vorn, oben, unten, zur Seite

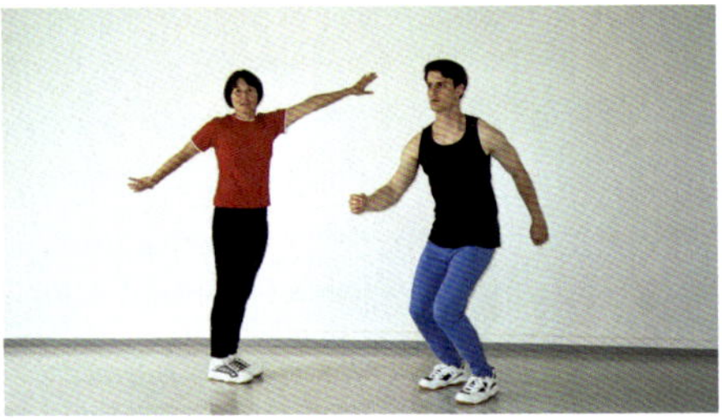

**A 2 Armpendelschwünge**
Arme entgegengesetzt vor- und zurückschwingen mit Kniefedern

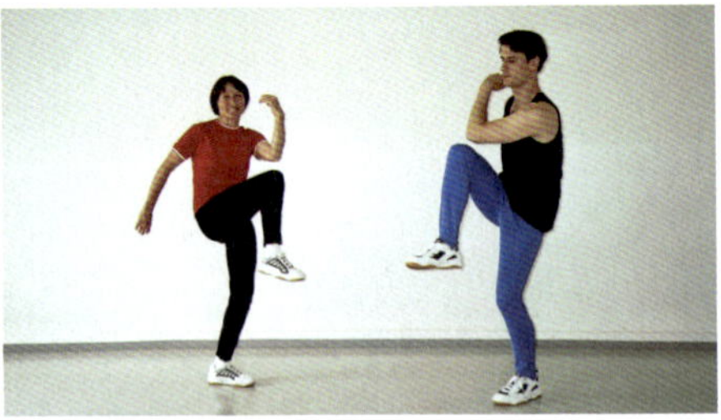

**A 3 Knie zum Ellenbogen**
rechtes Knie zum linkem Ellenbogen führen und umgekehrt

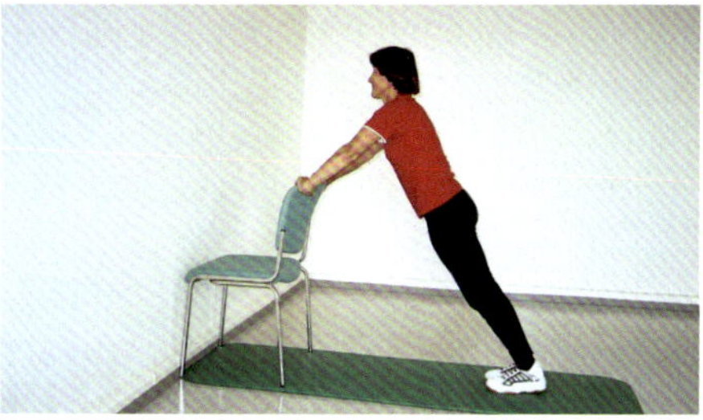
**Variante A Ausgangsstellung:** erhöhter Stütz

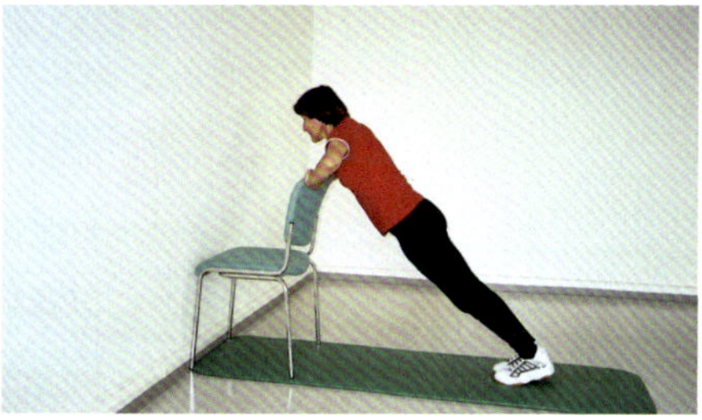
**Variante A Endstellung:** erhöhter Stütz

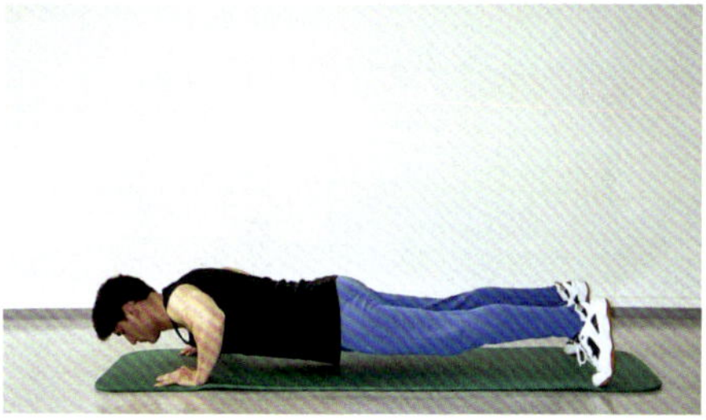
**Variante B Endstellung:** Stütz am Boden

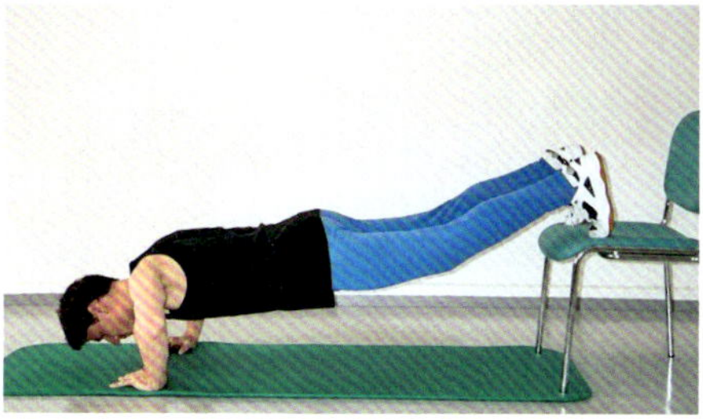
**Variante C Endstellung:** erhöhte Füße

## Muskelkräftigung (K)

**Übungshinweise**

- jeweils die Übungsvariante auswählen, die gerade 15 bis 25 korrekte Wiederholungen bei mittelschnellem gleichförmigen Bewegungstempo erlaubt; werden mehr korrekte Wiederholungen geschafft, zur nächst schwierigeren Übungsvariante übergehen; bei weniger als 15 Wiederholungen leichtere Variante wählen
- beim Üben ruhig und gleichmäßig atmen (kein Hecheln oder Atem anhalten!)
- Übungswechsel nach kurzer Pause von ca. 30 sec
- Übungsreihe (K1 bis K 10) zweimal absolvieren

### K 1 Liegestütz vorlings

*für Armstreck-, Schulter- u. Brustmuskulatur*

Beugen und Strecken der Arme bei gestrecktem Körper (kein Hohlkreuz!)

## K 2 Oberkörpereinrollen

*für Bauchmuskulatur*

langsames Ein- und Abrollen des Oberkörpers

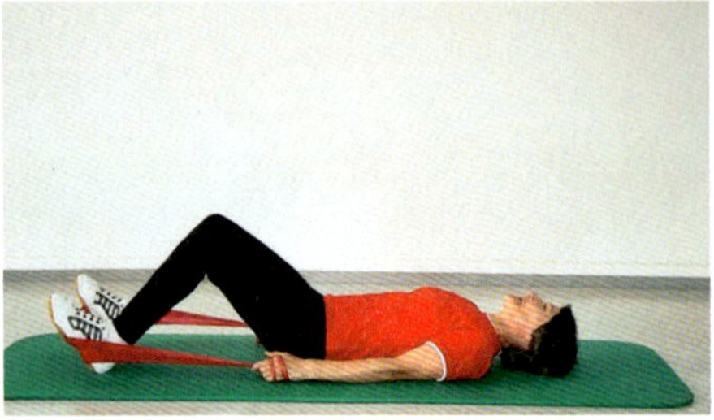

**Variante A Ausgangsstellung:** mit Zugunterstützung

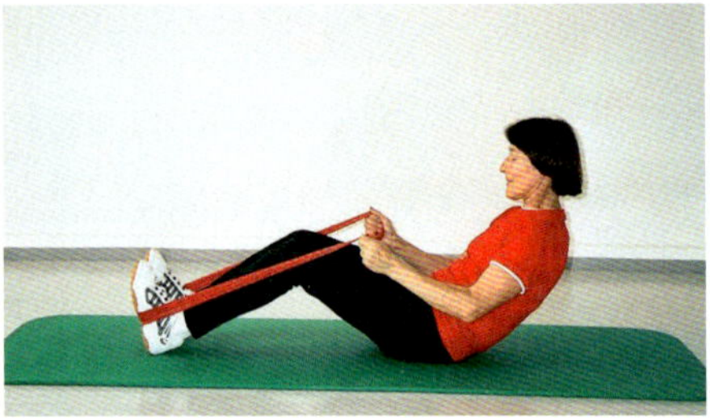

**Variante A Endstellung:** mit Zugunterstützung

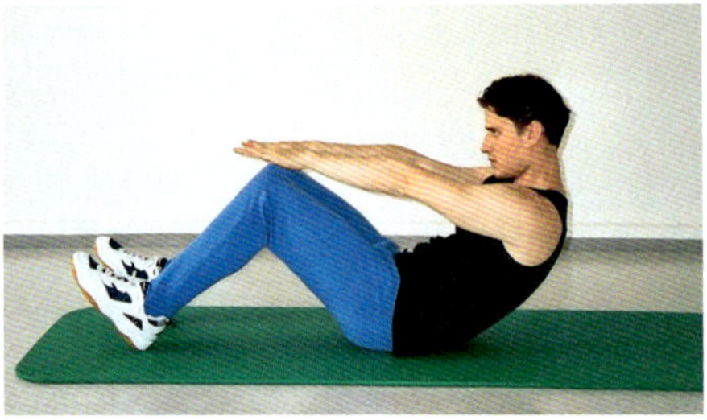

**Variante B Endstellung:** Arme in Vorhalte

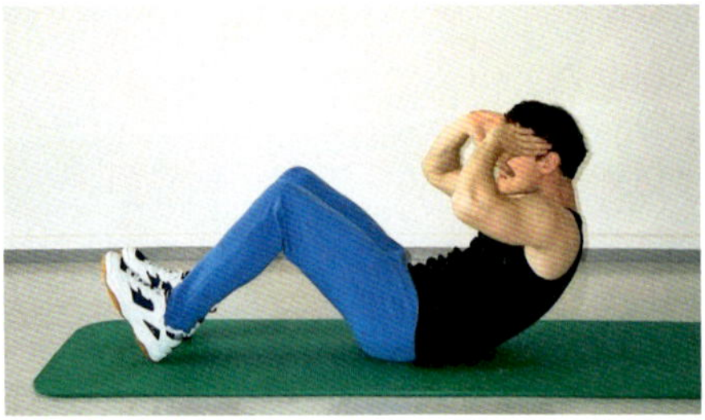

**Variante C Endstellung:** Hände (Finger) am Kopf

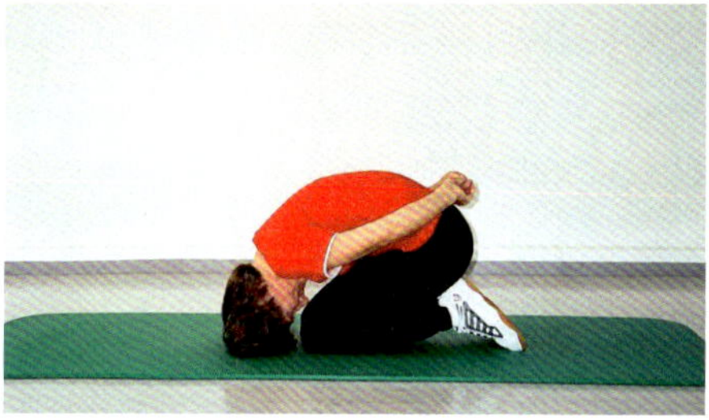

**Variante A Ausgangsstellung:** Arme auf Rücken

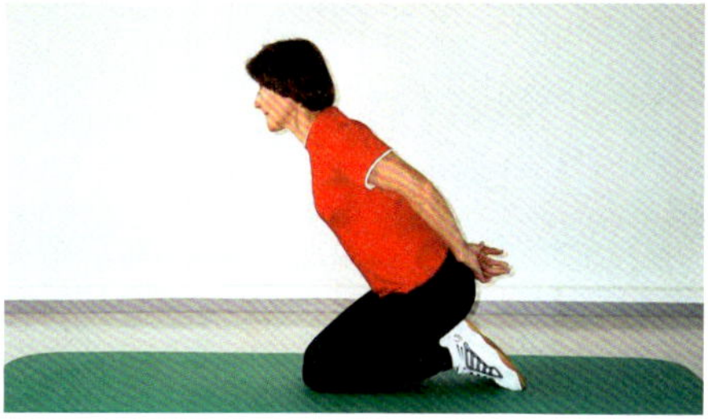

**Variante A Endstellung:** Arme auf Rücken

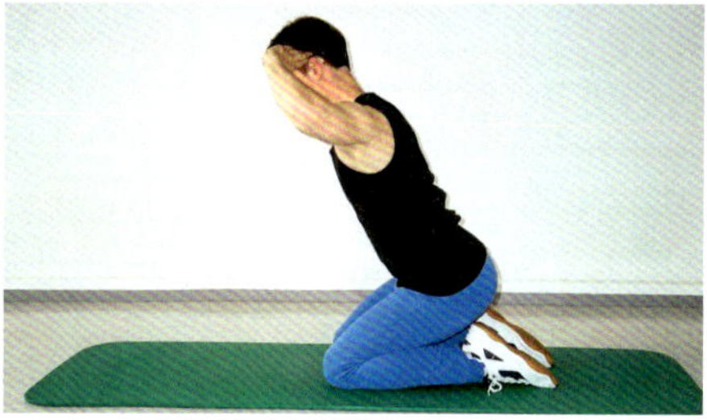

**Variante B Endstellung:** Hände (Finger) am Kopf

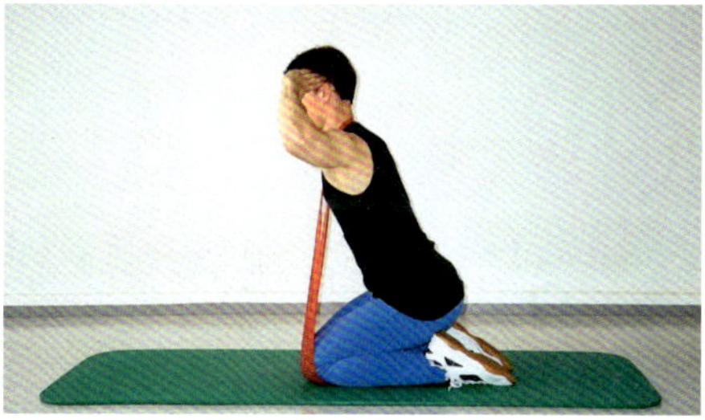

**Variante C Endstellung:** gegen Zusatzwiderstand (z. B. Gummiband o. Plastikgetränkeflasche)

## K 3 Oberkörperaufrollen

*für untere Rückenmuskulatur*

langsames Auf- und Abrollen des Oberkörpers (Gesäß bleibt auf Fersen)

## K 4 Kniebeugen

*für Beinstreck- u. Gesäßmuskulatur*

aus hüftbreitem Stand langsames Beugen und Strecken der Beine bei geradem Rücken

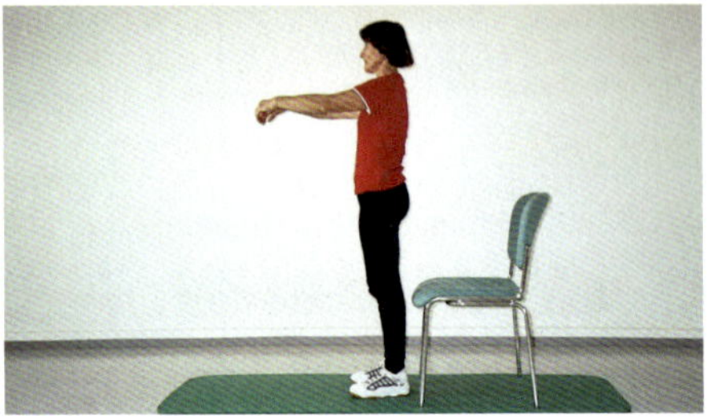

**Variante A Ausgangsstellung:** mit kurzem Sitz auf Stuhl

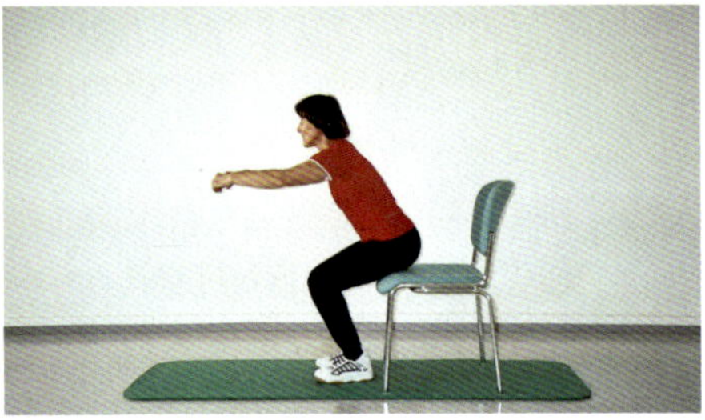

**Variante A Endstellung:** mit kurzem Sitz auf Stuhl

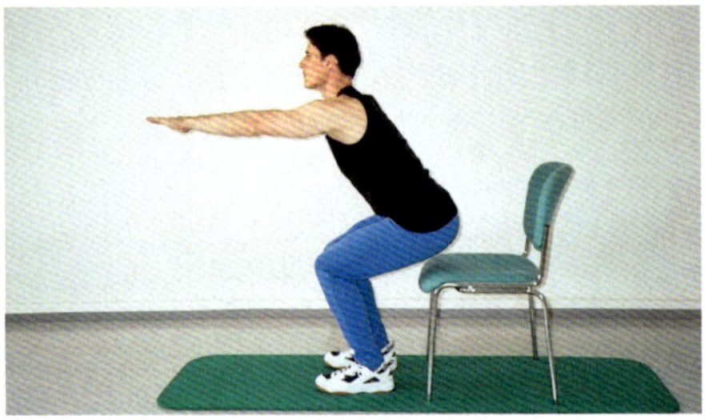

**Variante B Endstellung:** mit Stuhltuschierung

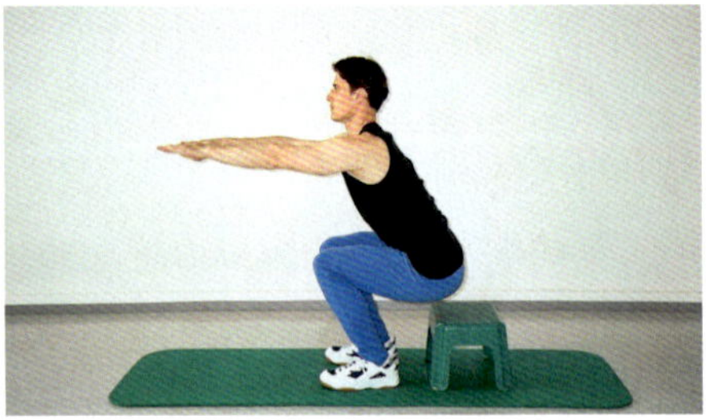

**Variante C Endstellung:** mit Fußbank

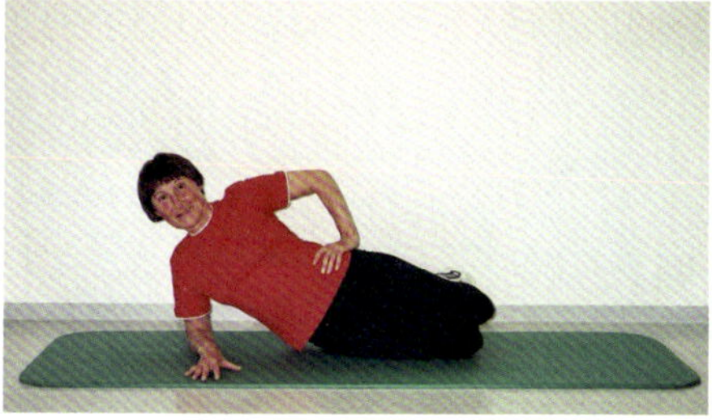

**Variante A Ausgangsstellung:** angebeugte Unterschenkel

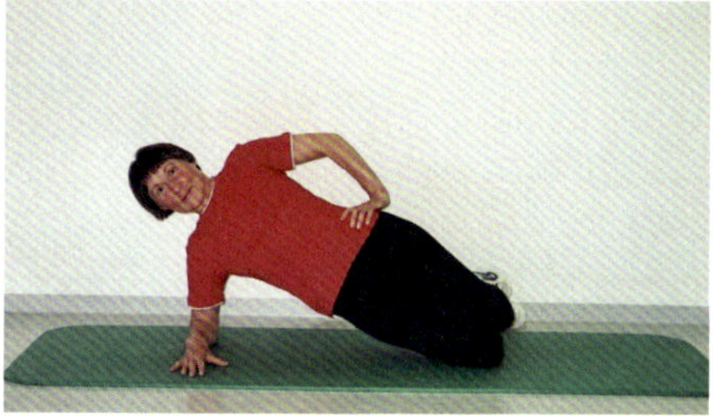

**Variante A Endstellung:** angebeugte Unterschenkel

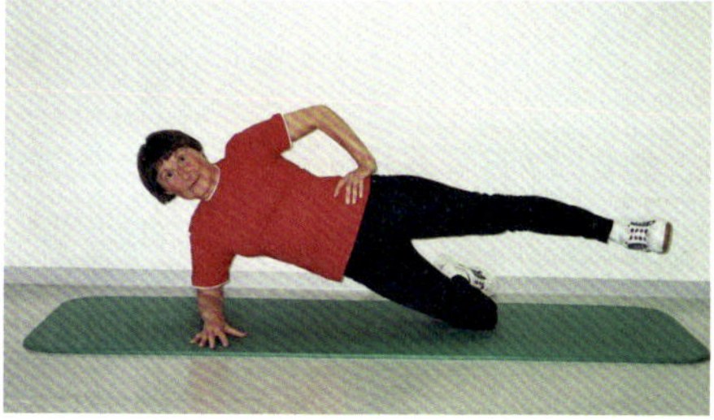

**Variante B Endstellung:** angebeugter Unterschenkel und abgespreiztes oberes Bein

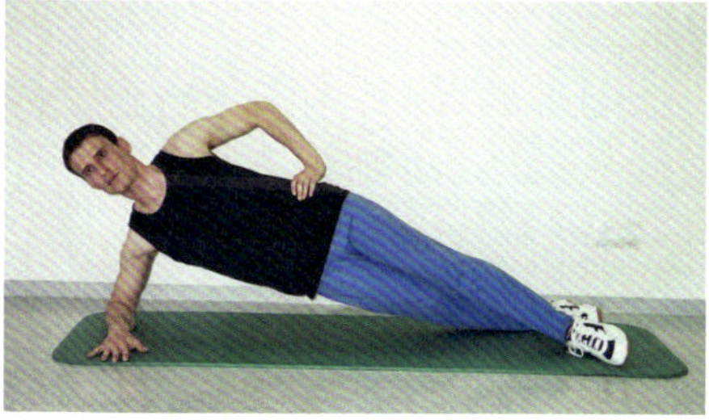

**Variante C Endstellung:** gestreckter Körper

## K 5 Beckenheben seitwärts im Unterarmstütz

*für seitliche Rumpfmuskulatur*

Heben des Beckens bis Körper eine Gerade bildet und anschließend kontrolliertes Beckensenken;
nach entsprechender Wiederholungszahl beüben der anderen Seite

## K 6 Rudern

*für Armbeuge-, Schulter- und obere Rückenmuskulatur*

Hände zur Brust ziehen und dabei Schulterblätter möglichst eng zusammenführen

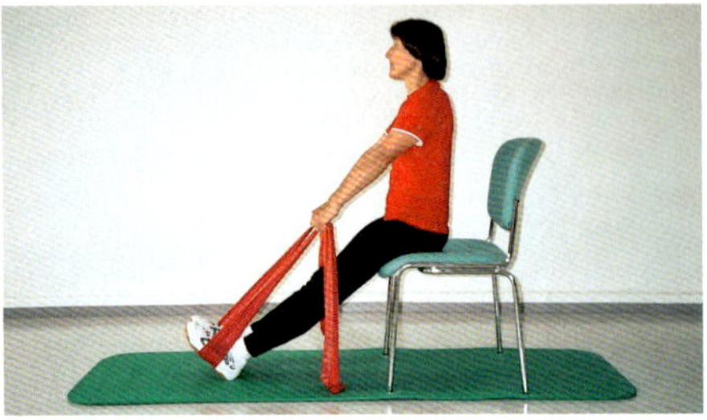

**Variante A Ausgangsstellung:** Sitz auf Stuhl

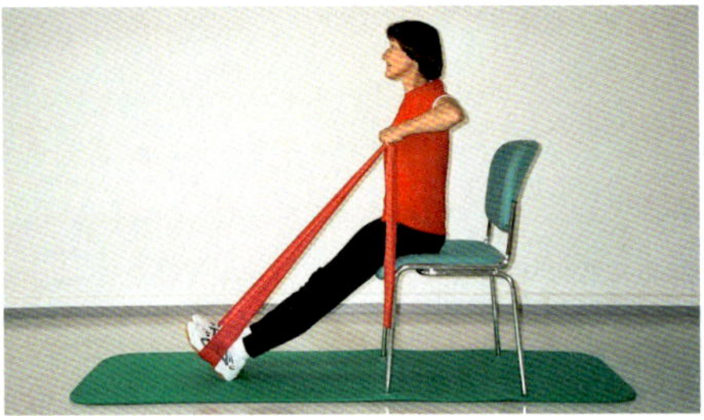

**Variante A Endstellung:** Sitz auf Stuhl

**Varianten B u. C:** s. Variante A; höherer Belastungs-grad durch Steigerung des Zugwiderstandes (stärkeres Gummiband o. Band doppelt nehmen)

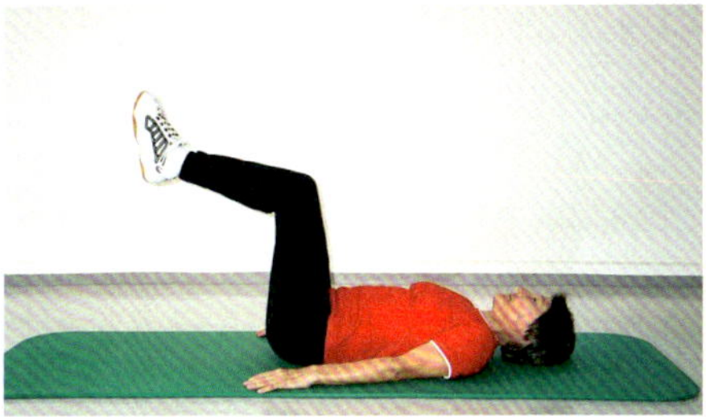

**Variante A Ausgangsstellung:** Knie zur Brust

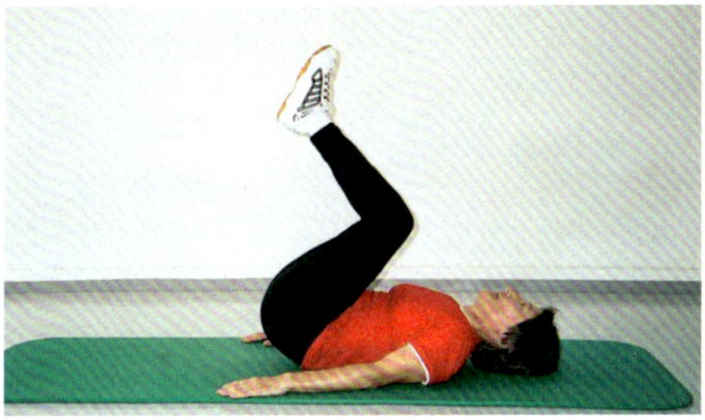

**Variante A Endstellung:** Knie zur Brust

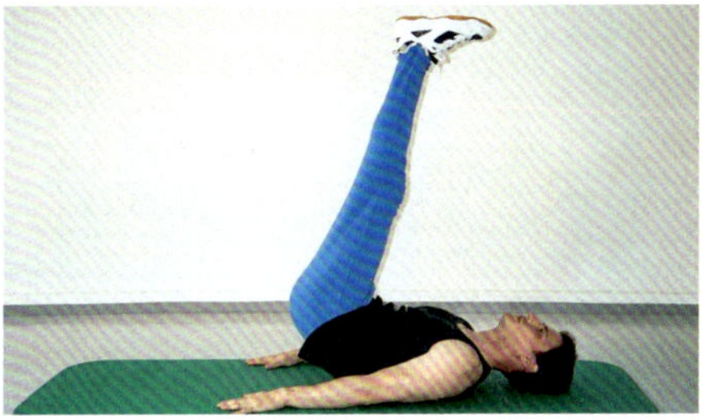

**Variante B Endstellung:** gestreckte Beine

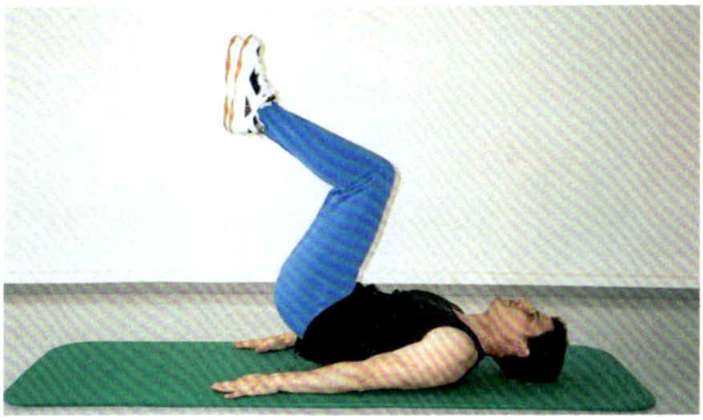

**Variante C Endstellung:** 90-Grad-Winkel im Knie- -und Hüftgelenk

## K 7 Beckenabheben („Beckenlift")

*für Bauchmuskulatur*

kontrolliertes Abheben des Beckens – durch Knie zur Brust (Variante A), Füße zur Decke (Variante B) oder Knie zur Decke (Variante C) führen – und anschließendem kontrollierten Beckensenken

## K 8 Beinstrecken in Bauchlage auf Stuhl

*für untere Rücken- und Gesäßmuskulatur*

kontrolliertes Strecken der Beine bis zur Waagerechten und danach wieder langsames Anhocken und Senken der Beine

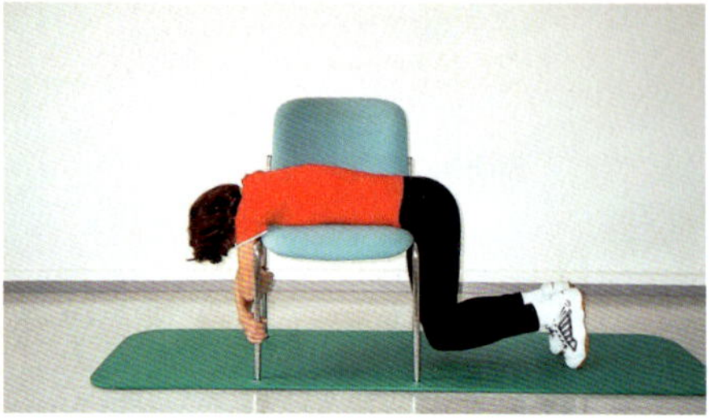

**Variante A Ausgangsstellung:** wechselseitiges Beinstrecken

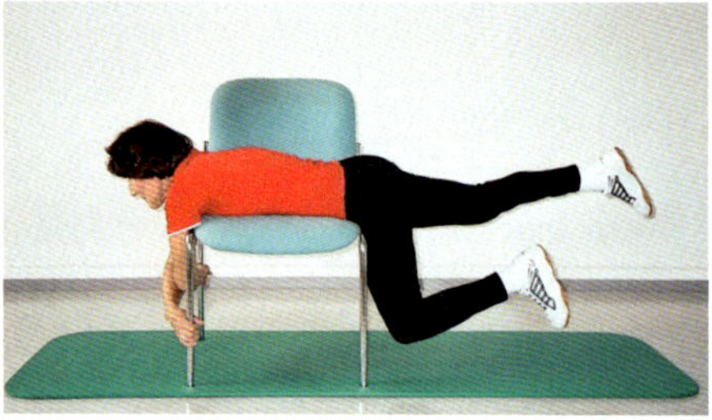

**Variante A Endstellung:** wechselseitiges Beinstrecken

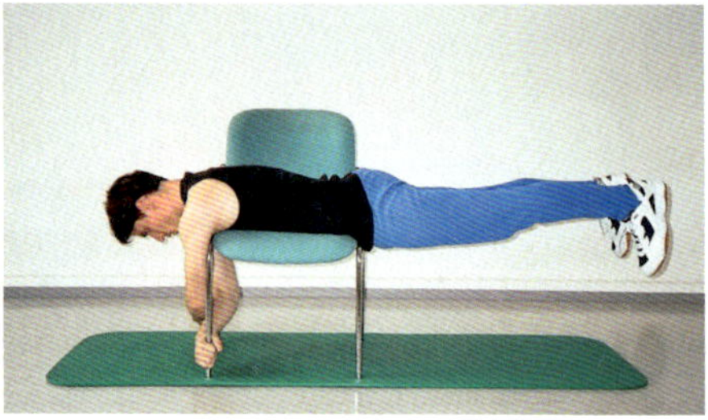

**Variante B Endstellung:** beidbeiniges Beinstrecken

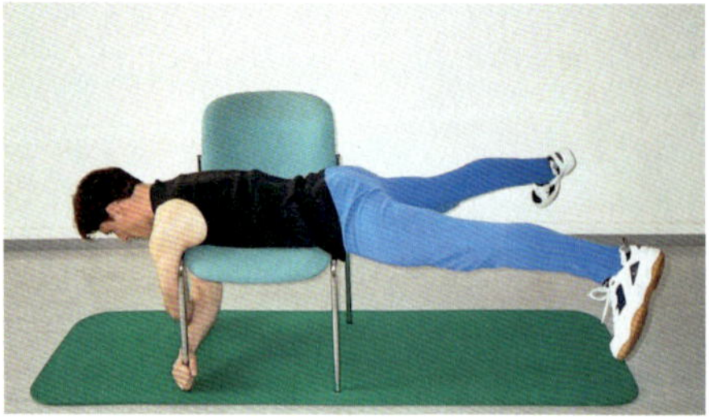

**Variante C: Endstellung** beidbeiniges Beinstrecken mit anschließender Grätsche

## K 9 Armseitheben

*für Arm- und Schultermuskulatur*

nahezu gestreckte Arme aus Tiefhalte seitlich nach oben führen bis zur Waagerechten und danach wieder kontrolliertes Armsenken

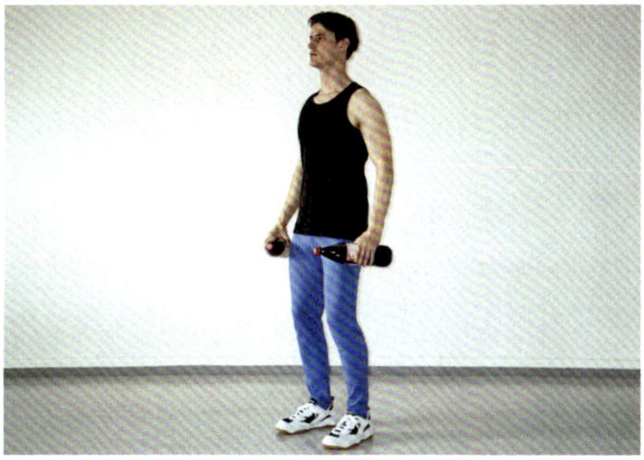

**Variante A Ausgangsstellung:** im leichten Grätschstand

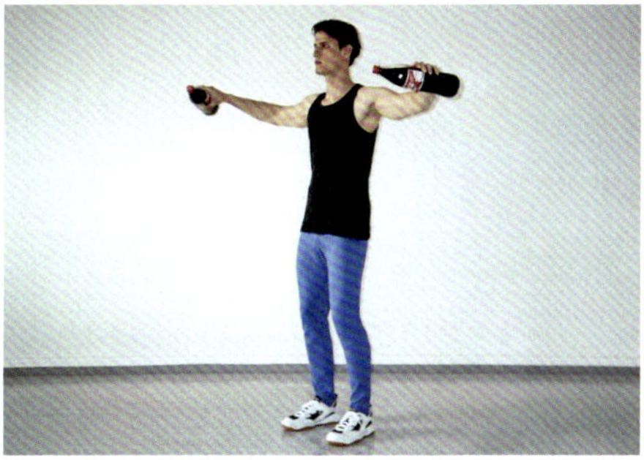

**Variante A Endstellung:** im leichten Grätschstand

**Varianten B u. C:** s. Variante A; höherer Belastungsgrad durch Steigerung des Übungswiderstandes (z. B. schwerere Plastikgetränkeflasche o. stärkeres Buch)

## K 10 Beckenheben

*für Rücken-, Gesäß- und Beinbeugemuskulatur*

langsames Heben und Senken des Beckens

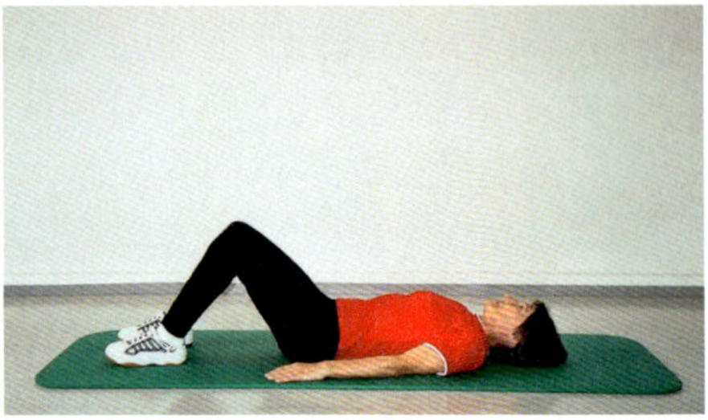

**Variante A Ausgangsstellung:** beidbeiniges Beckenheben

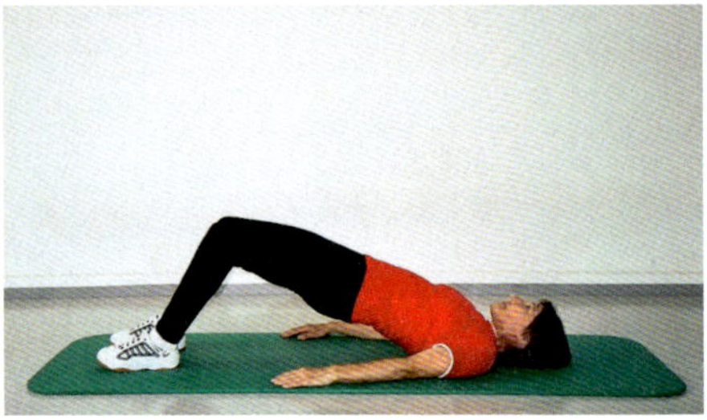

**Variante A Endstellung:** beidbeiniges Beckenheben

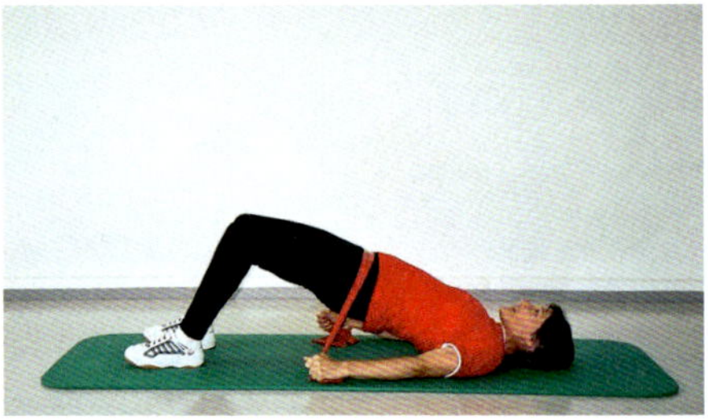

**Variante B Endstellung:** beidbeiniges Beckenheben gegen Widerstand des Gummibandes

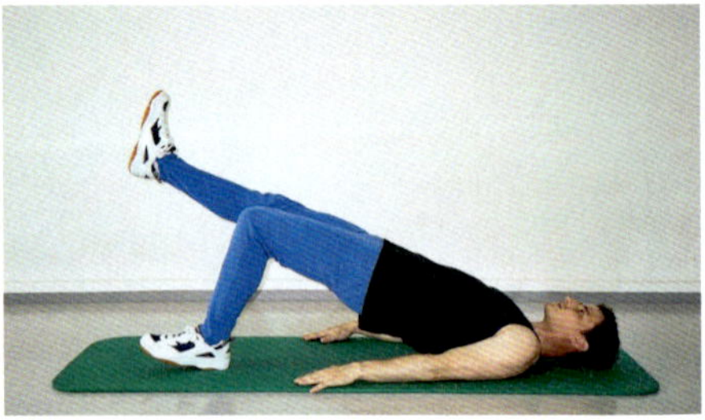

**Variante C Endstellung:** einbeiniges Beckenheben

## Muskeldehnung (D)

**Übungshinweise**

- langsam soweit in die jeweilige Dehnposition gehen bis im zu dehnenden Muskel ein leichtes Ziehen (kein Schmerz!) zu spüren ist
- in der Dehnposition 20 bis 30 sec verharren (kein Wippen o. Federn!)
- gleichmäßig atmen
- jede Übung zwei- bis dreimal ausführen

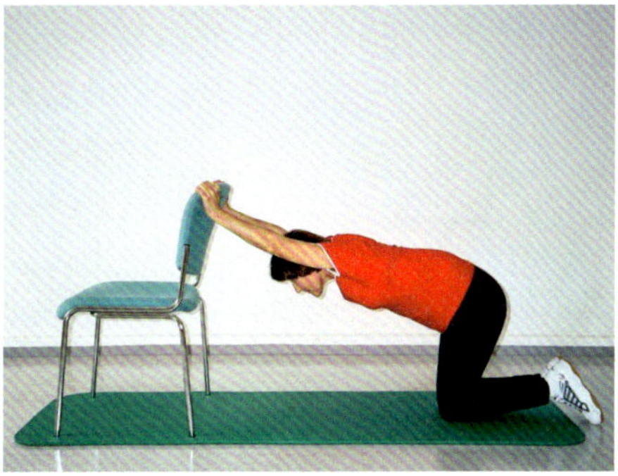

**D 1 Dehnung Arm-, Schulter- und Brustmuskulatur**
Oberkörper bei gestreckten Armen nach unten drücken

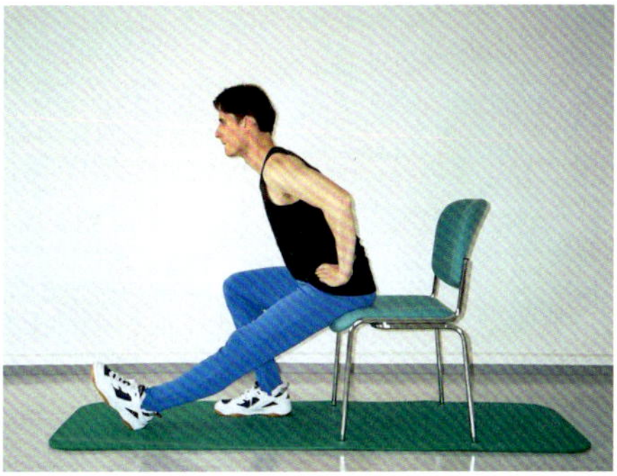

**D 2 Dehnung hintere Oberschenkelmuskulatur**
Oberkörper mit geradem Rücken nach vorn neigen

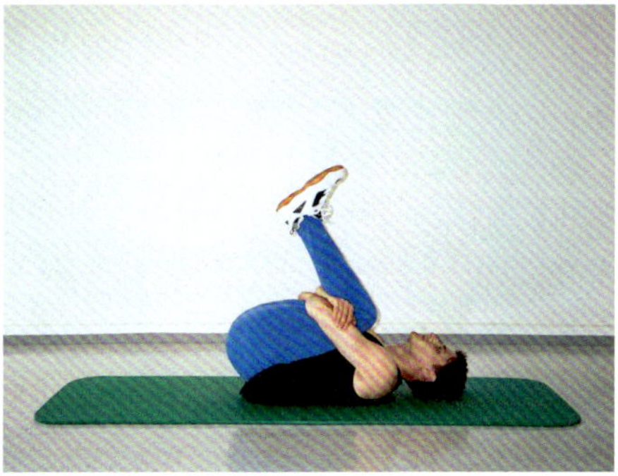

**D 3 Dehnung Rückenmuskulatur**
Beine dicht an die Brust heranziehen

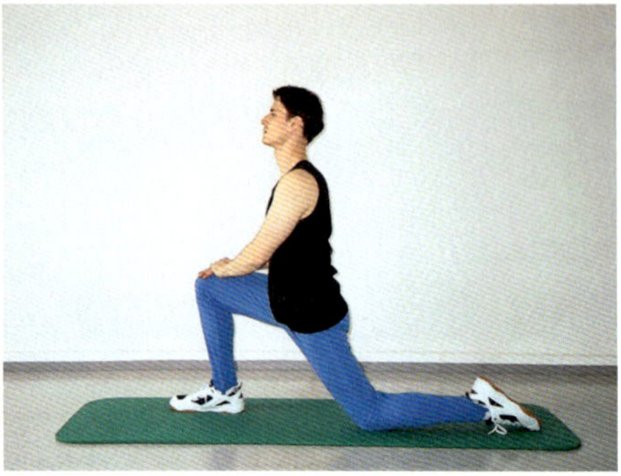

**D 4 Dehnung Hüftbeugemuskulatur**
vorderes Bein beugen und Becken schräg nach vorn unten drücken

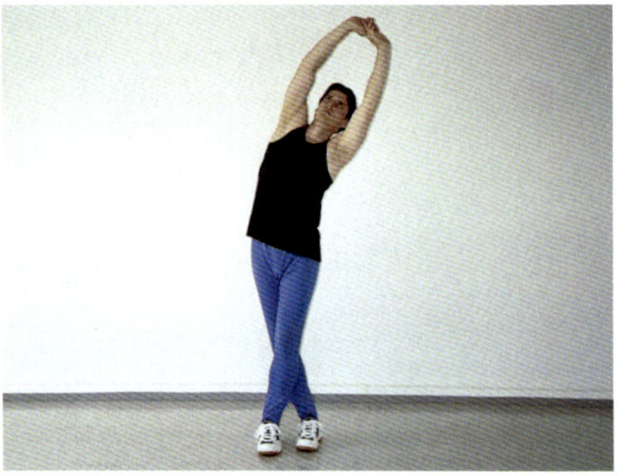

**D 5 Dehnung seitliche Rumpfmuskulatur**
Oberkörper schräg nach oben strecken und Becken leicht zur entgegengesetzten Seite schieben

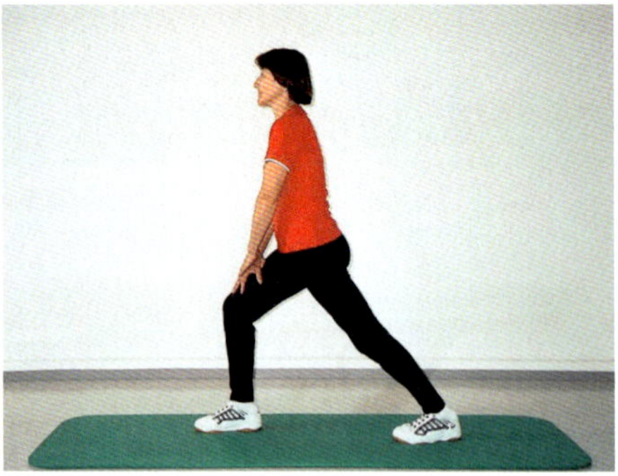

**D 6 Dehnung Wadenmuskulatur**
vorderes Bein beugen und Ferse des gestreckten hinteren Beines zum Boden drücken

## Entlastung und Entspannung (E)

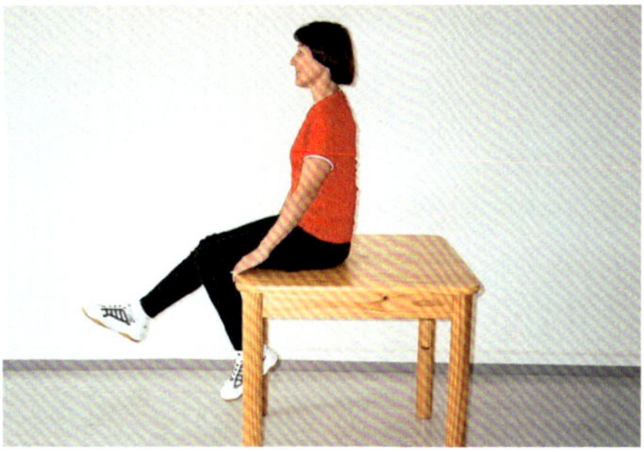

**E 1 Beinpendeln**
lockeres wechselseitiges Vor- und Zurückpendeln der Unterschenkel mindestens 2 Minuten lang

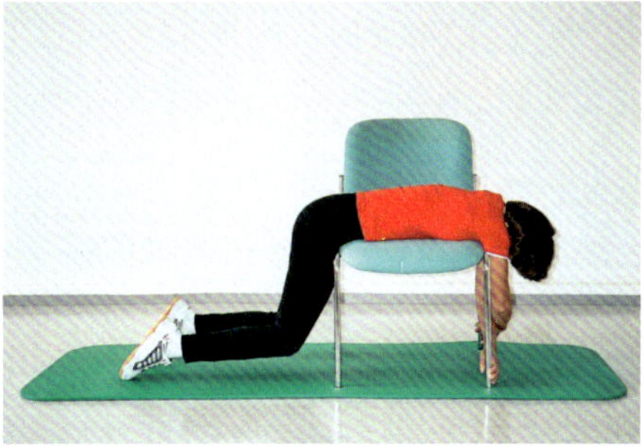

**E 2 Hakenposition**
gebeugte Beine locker nach unten hängen lassen, ohne dass Knie den Boden berühren; Augen schließen, gleichmäßig atmen, entspannen und mindestens 2 Minuten so verharren

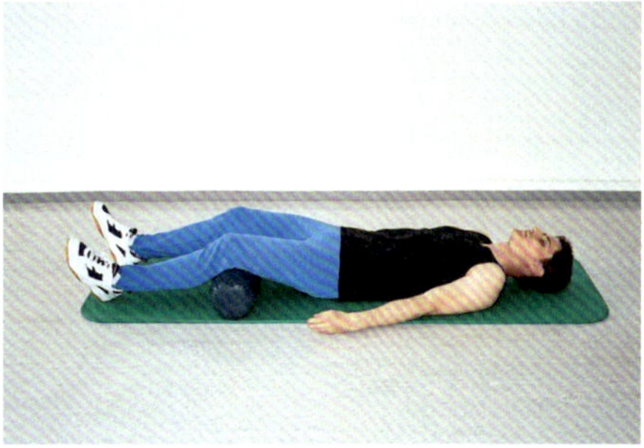

**E 3 „Totenstellung"**
bei geschlossenen Augen gleichmäßiges und ruhiges Ein- und Ausatmen; Heben und Senken des Bauches innerlich beobachten; 3 bis 5 Minuten so den Atemrhythmus erleben

## 4.6.2 Minimalprogramm

Dieses Programm kann genutzt werden, wenn nur sehr wenig Zeit für das GMT zur Verfügung steht. Es besitzt eine geringere Trainingswirksamkeit als das Normalprogramm und sollte deshalb letzteres nur zeitweise ersetzen.

## Mobilisation und Aufwärmung (A)

**Übungshinweise**

- jede Übung 30 bis 60 sec in gemäßigtem Tempo durchführen
- zwischen den Übungen ohne größere Pause wechseln
- Übungsreihe (A1 bis A3) zweimal absolvieren

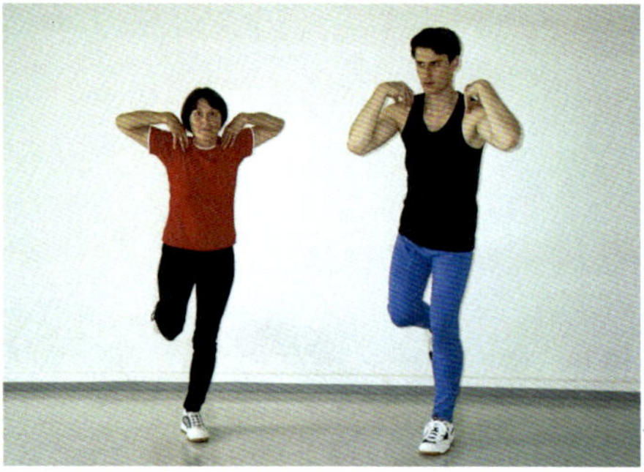

**A 1 Laufen mit Schulterkreisen**
lockeres Laufen auf der Stelle (auf Vorfuß) mit Schulterkreisen vor- und rückwärts

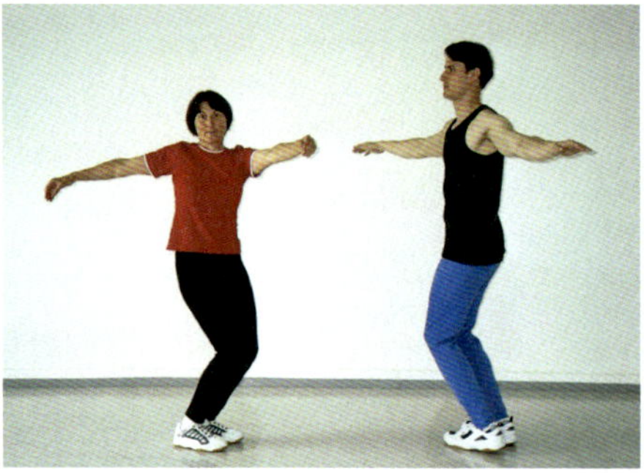

**A 2 Twistdrehen**
mit Armen in Seithalte im Ballenstand lockeres Verdrehen der Hüfte und Beine nach links und rechts im Wechsel

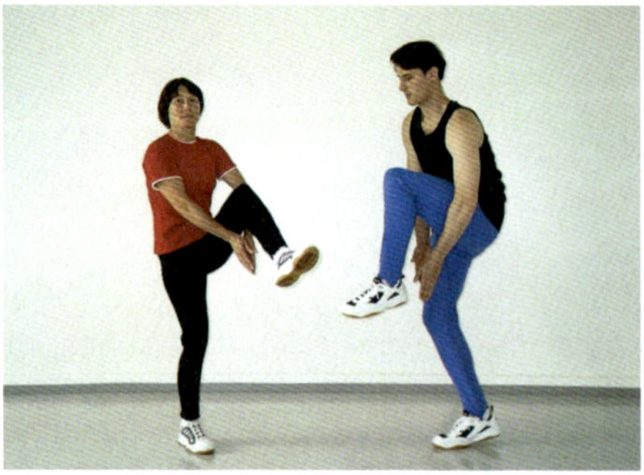

**A 3 Knie zur Brust**
im Wechsel gebeugtes rechtes und linkes Bein zur Brust führen mit Handklatsch unter angehobenem Oberschenkel

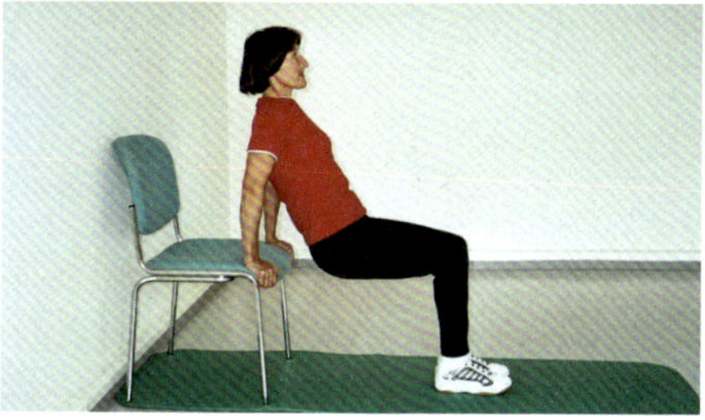

**Variante A Ausgangsstellung:** Beine angewinkelt

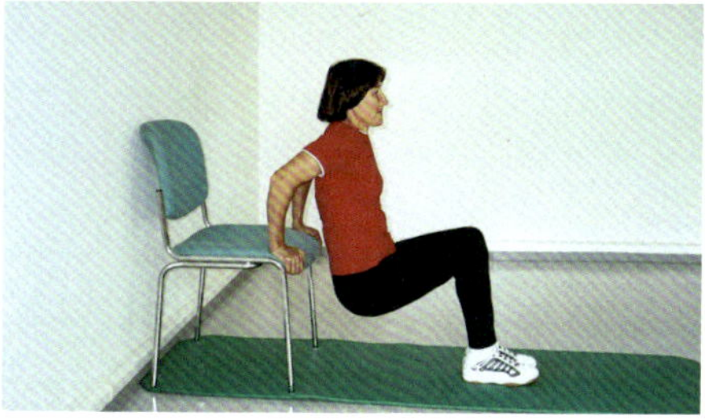

**Variante A Endstellung:** Beine angewinkelt

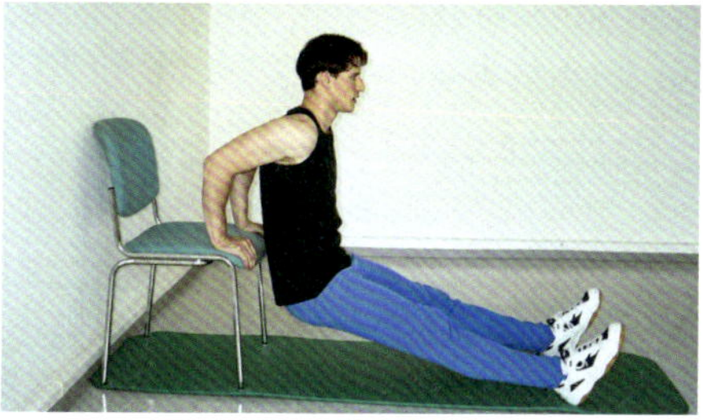

**Variante B Endstellung:** Beine gestreckt

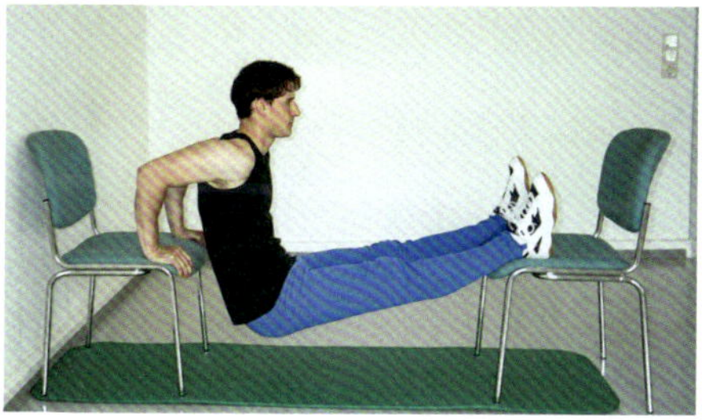

**Variante C Endstellung:** erhöhte Füße

## Muskelkräftigung (K)

### Übungshinweise

- jeweils die Übungsvariante auswählen, die gerade 15 bis 25 korrekte Wiederholungen bei mittelschnellem gleichförmigen Bewegungstempo erlaubt; werden mehr korrekte Wiederholungen geschafft, zur nächst schwierigeren Übungsvariante übergehen; bei weniger als 15 Wiederholungen leichtere Variante wählen
- beim Üben ruhig und gleichmäßig atmen (kein Hecheln oder Atem anhalten!)
- Übungswechsel nach kurzer Pause von ca. 30 sec
- Übungsreihe (K1 bis K5) zweimal absolvieren

### K 1 Liegestütz rücklings

*für Armstreck-, Schulter- und Brustmuskulatur*

im Stütz rücklings kontrolliertes Beugen und Strecken der Arme

## K 2 Oberkörpereinrollen mit Rotation („Rotations-Crunches")

*für gerade und schräge Bauchmuskulatur*

aus Rückenlage – Füße angestellt – langsames Einrollen des Oberkörpers und dabei gleichzeitig Schulter der einen Seite in Richtung Knie der anderen Seite schieben

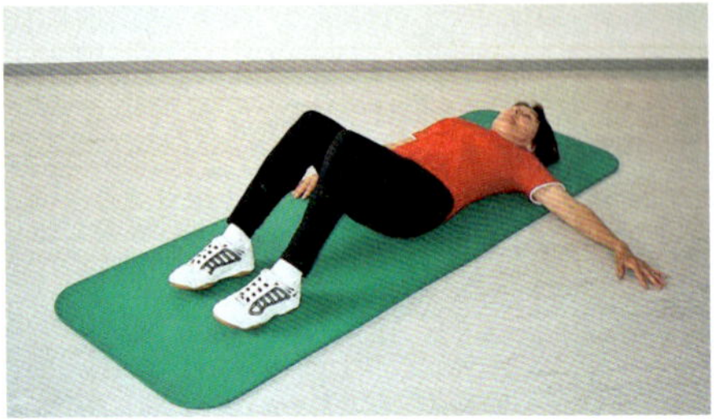

**Variante A Ausgangsstellung:** ein Arm am Boden

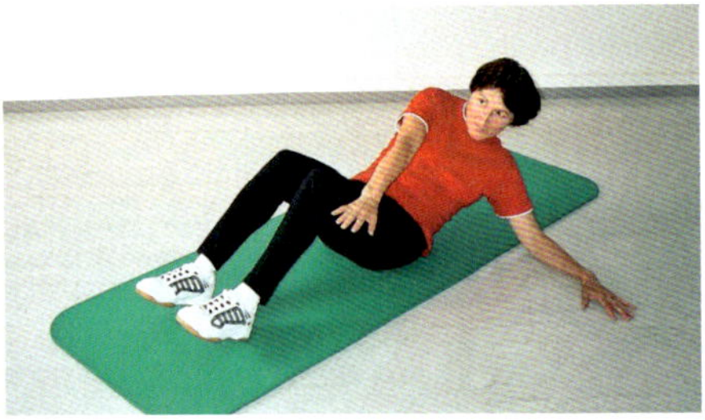

**Variante A Endstellung:** ein Arm am Boden

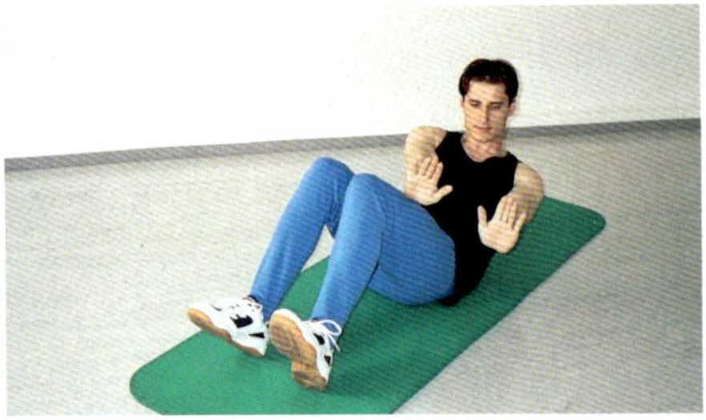

**Variante B Endstellung:** Arme in Vorhalte

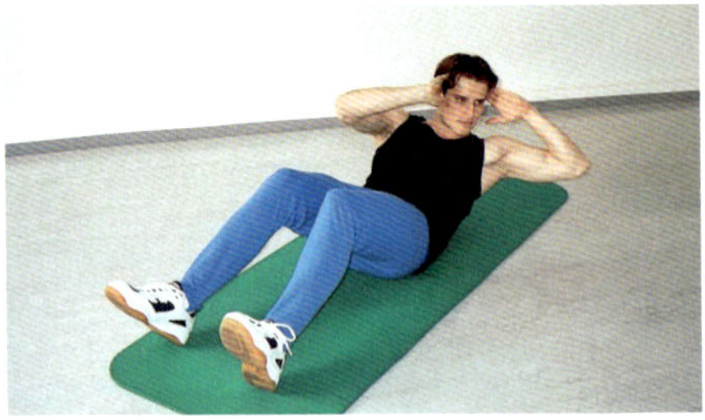

**Variante C Endstellung:** Hände (Fingerspitzen) am Kopf

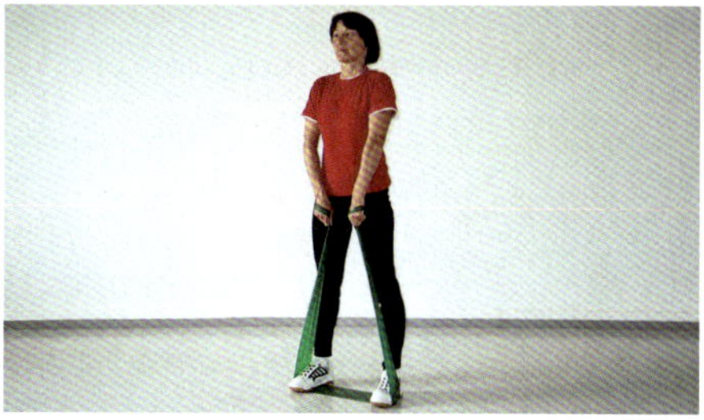

Variante A Ausgangsstellung

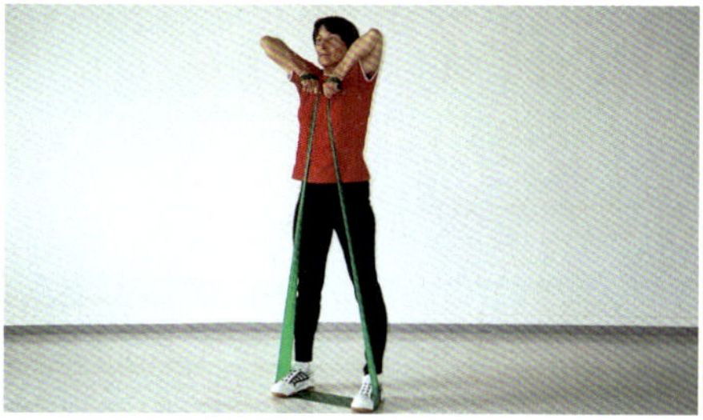

Variante A Endstellung

**Varianten B u. C:** s. Variante A; höherer Schwierig-keits- bzw. Belastungsgrad durch Steigerung des Zugwiderstandes (stärkeres Gummiband oder Band doppelt nehmen)

## K 3 Frontziehen

*für Armbeuge- und Schultermuskulatur*

Arme aus Tiefhalte gegen Zugwiderstand dicht am Körper nach oben bis zur Kinnhöhe ziehen (Ellenbogen zeigen nach oben)

## K 4 Rumpfheben rückwärts aus Bauchlage („Hyper-Extension")

*für Rückenstreck-, Gesäß- und Beinbeugemuskulatur*

kontrolliertes Auf- und Abrollen des Oberkörpers (Wirbel um Wirbel)

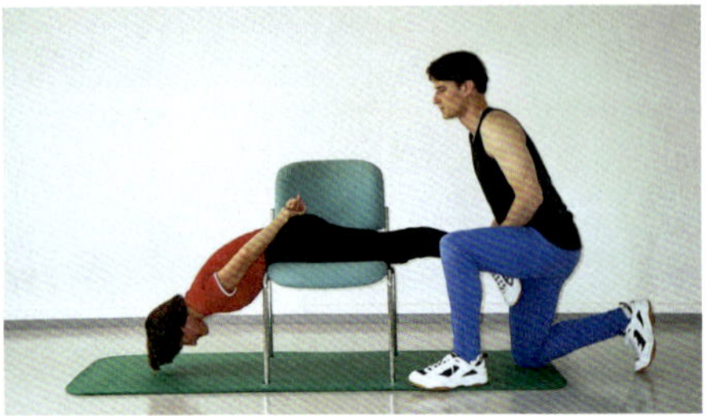

**Variante A Ausgangsstellung:** Hände auf Gesäß

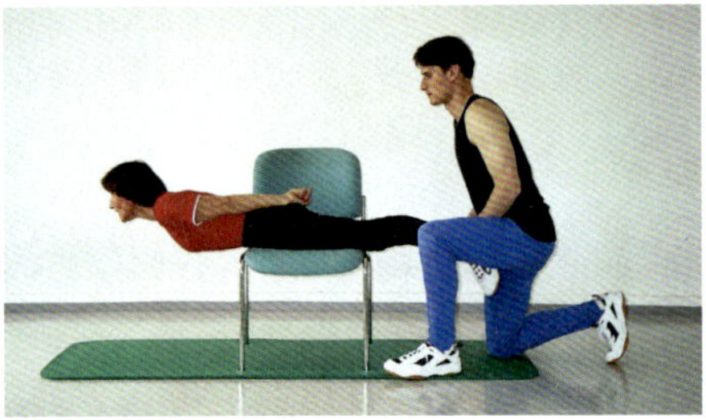

**Variante A Endstellung:** Hände auf Gesäß

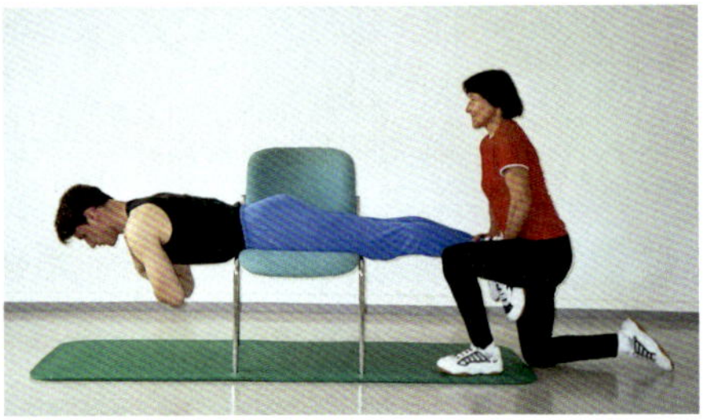

**Variante B Endstellung:** Arme auf Brust

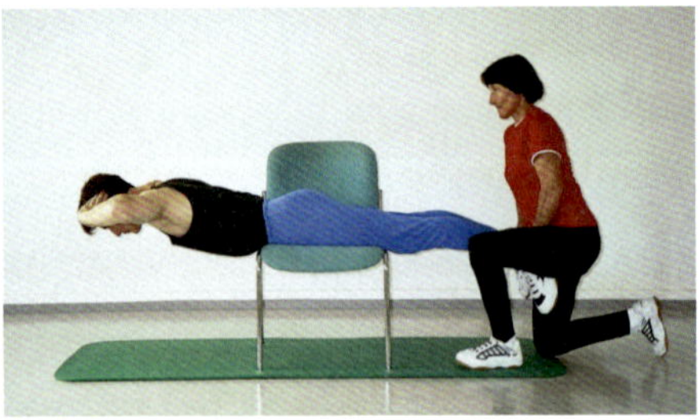

**Variante C Endstellung:** Hände (Fingerspitzen) am Kopf

## K 5 Kniebeugen mit Armseitheben

*für Arm-, Schulter-, Gesäß- und Beinmuskulatur*

aus hüftbreitem Stand vor Stuhl (Variante C vor Fußbank) kontrolliertes Beugen der Knie und gleichzeitiges seitliches Anheben der Arme bis zur Waagerechten

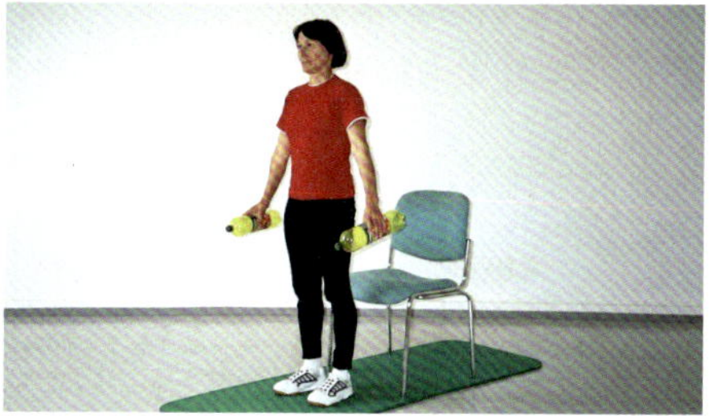

**Variante A Ausgangsstellung:** mit kurzem Sitz auf Stuhl

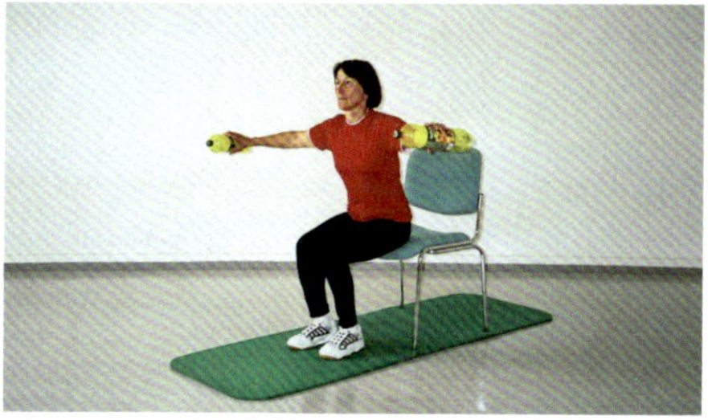

**Variante A Endstellung:** mit kurzem Sitz auf Stuhl

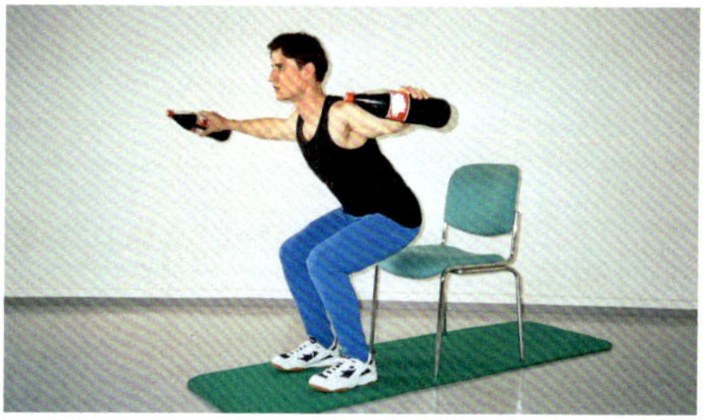

**Variante B Endstellung:** mit Stuhltuschierung

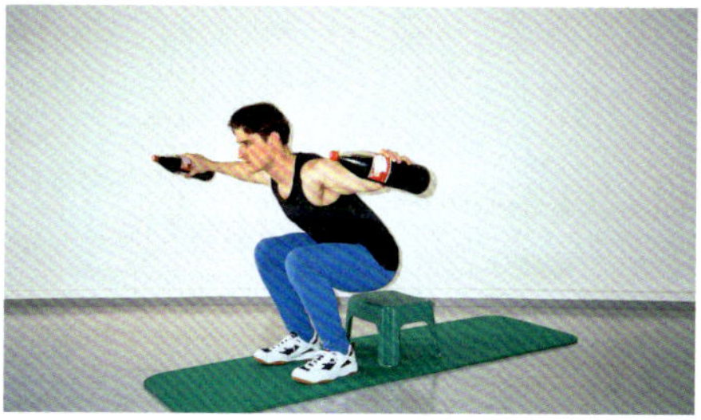

**Variante C Endstellung:** mit Fußbank

## Muskeldehnung (D)

**Übungshinweise**

- langsam soweit in die jeweilige Dehnposition gehen bis im zu dehnenden Muskel ein leichtes Ziehen (kein Schmerz!) zu spüren ist
- in der Dehnposition 20 bis 30 sec verharren (kein Wippen oder Federn!)
- gleichmäßig atmen
- jede Übung zwei- bis dreimal ausführen

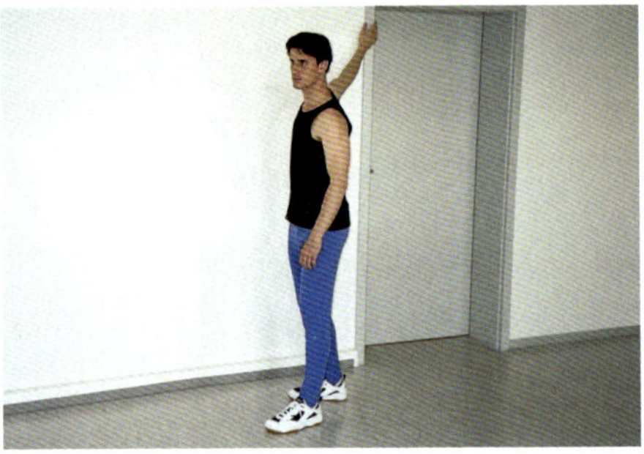

**D 1 Dehnung Arm-, Schulter- und Brustmuskulatur**
bei nach hinten gestreckten an der Wand fixierten Arm Rumpf kontrolliert vom Arm wegdrehen

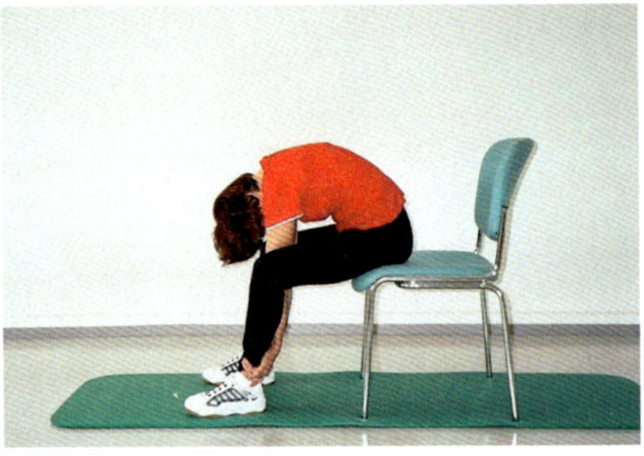

**D 2 Dehnung Rückenmuskulatur**
im Sitz durch die Beine die Fußgelenke umfassen und Rücken ganz runden

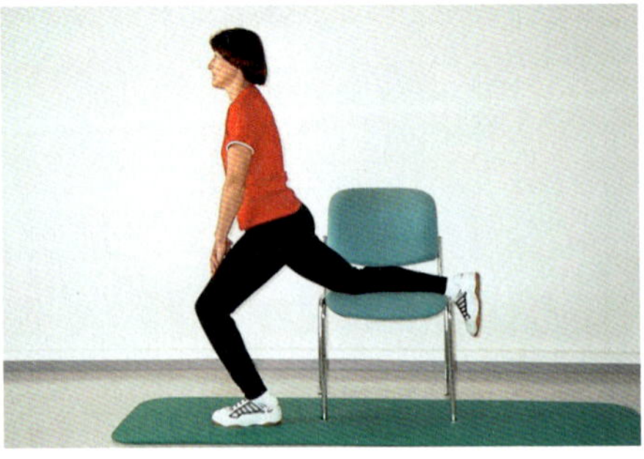

**D 3 Dehnung Hüftbeugemuskulatur**
im einseitigen Kniestand auf Stuhl das Standbein beugen und Becken nach vorn unten schieben

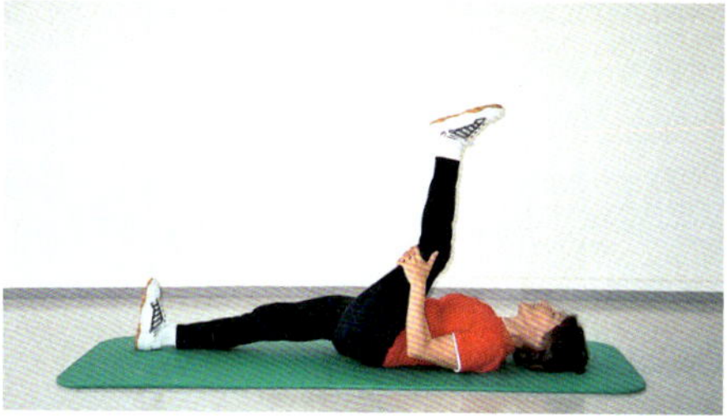

**D 4 Dehnung hintere Oberschenkelmuskulatur**
Rückenlage ein Bein mit beiden Händen an die Brust ziehen und Gegenbein aktiv strecken; angezogenes Bein so weit wie möglich im Kniegelenk strecken

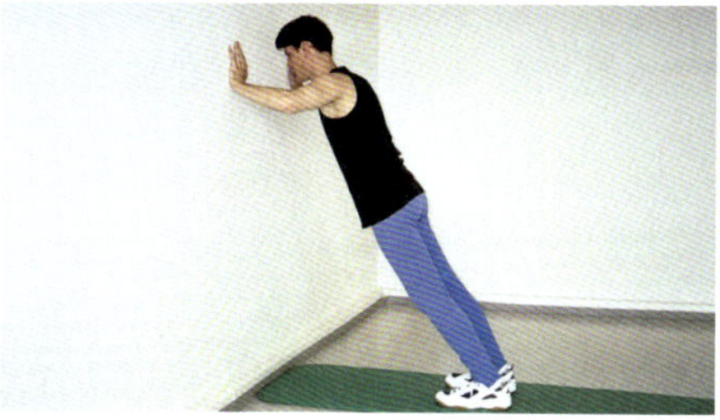

**D 5 Dehnung Wadenmuskulatur**
im Stand mit Händen abgestützt an Wand – bei gestreckten Beinen und Fersen am Boden – Armbeugen und dadurch bedingtes Nach-vorn-Schieben des gestreckten Körpers

## Entlastung und Entspannung (e)

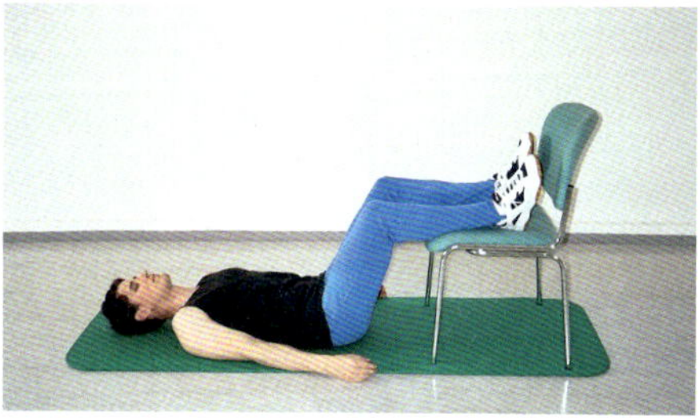

**E 1 Stufenlagerung**
bei geschlossenen Augen tief über ca. 7 sec einatmen und anschließend ganz langsam und tief über 10 bis 15 sec hinweg wieder ausatmen; auf diese Art und Weise 3 bis 5 min tief durchatmen

# 5 Literatur


Boeckh-Behrens, W.-U.; Buskies, W.: Fitness-Krafttraining. Reinbek: Rowohlt Taschenbuch Verlag 2001.

Brehm, W.; Pahmeier, I.; Tiemann, M.: Gesund und Fit. Schorndorf: Hofmann Verlag 2001.

Buskies, W.: Sanftes Krafttraining. Köln: Verlag Sport und Buch Strauß 1999.

Klee, A.: Circuit-Training. Schorndorf: Hofmann Verlag 2002.

Klee, A.: Haltung, muskuläre Balance und Training. Thun; Frankfurt a. M.: Verlag Harry Deutsch 1994.

Müller, A.: Zur Methodik des langfristigen leistungsorientierten Muskelaufbautrainings. Butzbach-Griedel: Afra Verlag 2003.

Spring, H. u. a.: Dehn- und Kräftigungsgymnastik. Stuttgart, New York: Thieme Verlag 1986.

Trunz-Carlesi, E.: Praxisbuch Muskeltraining. Gräfe und Unzer Verlag 2003.

Zimmermann, K.: Fitness selbst programmiert. Berlin: Sportverlag 1992.

Zimmermann, K.: Gesundheitsorientiertes Muskelkrafttraining. Theorie-Empirie-Praxisorientierung. 2. Auflage. Schorndorf: Hofmann Verlag 2002.


## Internet


www.gesundheitsmuskeltraining.de